中医脉学名著名家点评与临证心得丛书

总主编◎李灿东

王常松◎主编

赖氏脉案
点评与临证心得

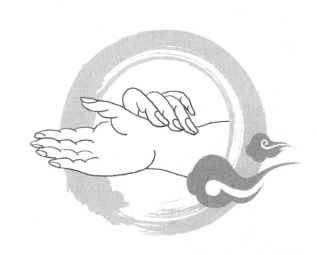

中国健康传媒集团
中国医药科技出版社

内 容 提 要

《赖氏脉案》，又名《碧云精舍医案》，为清代医家赖元福所撰，光绪三十年抄本。原著分上、下两卷，上卷载脉案90则，下卷载脉案113则，详细记录了赖元福平素应诊的脉案。该书以内科杂病为主，兼录妇、儿、皮肤等科病案。内科杂病如咳血、下痢、腹痛、腹泻、淋浊、腰痛、痿证等，妇科如痛经、妊娠腹满、产后咳喘、子宫下坠、带下病等，儿科如疳积、血风疮等，皮肤科如流注溃脓、麻风肌麻、烂皮疔、疹瘩、顽皮风等，病种丰富，医理简明，分析精炼，立法准确，处方严明，剂量妥当。本书内容主要分为古籍原文、点评、临证心得三大部分，以古籍原文为主线，对书中重点内容做了点评和临证心得，使内容条理清晰、直观实用，可供中医专业院校师生、中医临床工作者和广大中医爱好者参考阅读。

图书在版编目（CIP）数据

赖氏脉案点评与临证心得/王常松主编.—北京：中国医药科技出版社，2023.12
（中医脉学名著名家点评与临证心得丛书）
ISBN 978-7-5214-4092-8

Ⅰ.①赖⋯　Ⅱ.①王⋯　Ⅲ.①脉诊—中医学临床—经验—中国—清代
Ⅳ.①R241.2

中国国家版本馆 CIP 数据核字（2023）第 150877 号

美术编辑　陈君杞
版式设计　也　在

出版　**中国健康传媒集团** | 中国医药科技出版社
地址　北京市海淀区文慧园北路甲 22 号
邮编　100082
电话　发行：010-62227427　邮购：010-62236938
网址　www.cmstp.com
规格　710×1000mm ¹/₁₆
印张　13
字数　192 千字
版次　2023 年 12 月第 1 版
印次　2023 年 12 月第 1 次印刷
印刷　北京市密东印刷有限公司
经销　全国各地新华书店
书号　ISBN 978-7-5214-4092-8
定价　45.00 元

获取新书信息、投稿、为图书纠错，请扫码联系我们。

编委会

主　编　王常松

副主编　闵　莉　黄　颖　彭榕华

编　委（按姓氏笔画排序）

　　　　王章林　齐景馨　杨丞玮

　　　　靖　媛　薛　松

出版者的话

　　脉诊是中医最具特色的诊察方法之一，是古代医家在诊治疾病过程中不断摸索而建立起来的，其理论源于实践，内容源远流长。但脉诊方法摸索、形成的过程，尚无准确的考古学研究成果。

　　关于脉诊的最早记载，可以上溯到两千五百多年前。史传，扁鹊是最早的脉诊名家。早期对脉诊的论述，散见于相关的古籍之中。《黄帝内经》对脉诊的方法、诊脉部位、脉象特征、脉象主病等，都有具体而详细的论述。《难经》在脉诊方面继承并发扬了《黄帝内经》的脉学成就，提倡诊脉独取寸口的理论。汉代张仲景则在临床平脉辨证、脉证并举上多有发挥。西晋王叔和所著的《脉经》是中医学史上现存最早的脉学专著。王叔和基于前人经验对脉诊理论和临床应用进行发掘和系统阐释，对脉诊的发展做出了巨大贡献。唐宋至金元时期，医家对脉诊越发重视，出现了大量的脉诊专著，促进了脉诊的普及、提高。金元四大医学流派的代表人物刘完素、李杲、朱震亨、张从正的学术观点各异，但都重视脉诊的临床运用，都以各自丰富的临床经验，充实并发展了脉证结合的内容。

　　为启迪后学，并将脉诊类古籍发扬光大，我社组织中医诊断学和文献整理专业的专家编写，出版了《中医脉学名著名家点评与临证心得丛书》。本丛书遴选历代名医与脉学相关的名著，旨在以经典理论为纽带，以精深的点评及实用的临证心得为特点，打造一套适合中医专业院校师生、中医临床工作者和广大中医爱好者学习参考的图书。

　　丛书内容主要分为古籍原文、点评、临证心得三大部分。其中，古籍原文部分，是全书内容的主线，并对古籍中出现的冷僻费解或具有特定含义的字词、术语等内容予以注释；点评部分，是抓住书中的主旨精论、蕴含深义、疑惑谬误之处，予以点拨评议，或考证比堪，溯源寻流；临证心得部分，是将原文中相关内容结合临床实际或临床典型案例，对其进行细致解析，并予以归纳、提炼，帮助读者深入体会，以期达到注重临床、讲求实用之目的。全书内容条理清晰、直观实用，旨在帮助读者从读经典入手，吸纳先贤行医经验，深入学习和理解脉学相关知识，在临床上学以致用，提高临证水平。

希望本丛书的出版，能够为诵读脉学医籍经典、切于临床实用、培养中医临床人才贡献一份力量。在此过程中，我们期待广大读者的帮助和指点。

中国医药科技出版社有限公司

2023 年 8 月

前言

中国传统医学，是几千年来中华民族与疾病斗争的过程中，积累形成的宝贵的集体智慧。一代代中医人在继承前人医疗经验基础上，通过自身临床实践，纠正他人不足，汲取众家之长，锐意进取，积极创新，不断建立新学说，逐渐形成了系统的中医基础理论，从而推动中医学健康发展，为中华民族的繁衍生息和长盛不衰，发挥了无可替代的作用，做出了不可磨灭的贡献，是中华民族的伟大创造和中国古代科学的瑰宝。

从春秋战国时期《黄帝内经》成书至今，几近3000年的历史长河中，历代中医人勤恳耕耘，著书立说，中医学典籍浩如烟海。据《中国中医古籍总目》主编薛清录统计，中医古籍有13000余种，这些中医典籍是我国中医药文化赖以保存、记录、交流和传播的重要载体，是中医药宝库的精华，是中医药传承创新的源泉。

中华人民共和国成立以来，在我国学者的不断努力下，中医典籍的校勘、编辑和整理工作有了长足的进步，收获颇丰。但我们也发现，对古籍的点评等相关工作还相对不足。毋庸置疑，中医古籍点评等相关工作对中医药文化传承、中医药学研究以及推广和创新有着不可替代的作用。2022年4月，中共中央办公厅、国务院办公厅印发了《关于推进新时代古籍工作的意见》，体现了党和国家对古籍整理事业的关注和对中华优秀传统文化的高度重视。2016年8月召开的全国卫生与健康大会指出，要加强中医古籍、传统知识和诊疗技术的保护、抢救、整理，推进中医药科技创新，加强中医药对外交流合作，力争在重大疾病预防方面有所突破。

《赖氏脉案点评与临证心得》以2015年中国中医药出版社出版的《赖氏脉案》为蓝本，做进一步校勘，并附注点评和临床心得。《赖氏脉案》为清代赖元福所著，本书分上、下两卷，上卷载脉案90则，下卷载脉案113则，详细载录赖元福平素应诊的脉案。该书以内科杂病为主，兼顾妇科、儿

1

科、皮肤科等，每案基本涵盖主要脉症、证机分析，治则立法、处方用药，大部分脉案还详细记录了二诊、三诊后的脉证变化，以及相应的遣方用药，体现了中医学法随证变、方随法变的辨证论治的思想。全书脉案内容丰富，论述广泛，说理透彻，重点突出，是一本具有实用价值的中医临床参考书。

原著言语精炼，病症及医理齐备，结构严谨，疗效确切。本次精校精注，在确保原文内容准确的基础上，进行脉案点评和临床心得阐述。点评重在分析原著作者临床推理和辨证思路，以及选方用药特点；临床心得进行相关脉案的中医临床推演，重在启发中医临床思维。

本书具有如下特点。

1. 忠于原著，保持原著风貌

我国中医古典医籍在传抄、重刻过程中，难免出现各种错误，导致错讹现象。故本次对《赖氏脉案》的校注，力求保持原著风貌，求真复原，重在发现并在注释和点评中，指出并改正古籍在传抄及刊刻过程中出现的错误，而不是更改原文。

2. 脉案点评，分析构方思路

《赖氏脉案》书案简洁，思辨精巧，说理透彻，治法灵活，不拘一格，圆机活法，选药精当，自成规矩。本书则对原著脉案进行逐一点评，重在阐述原脉案辨证医理，简述其构方用药思路，以求为读者提供赖氏诊疗疾病的思路，拓宽认识。

3. 临床心得，启发读者临床

本书对《赖氏脉案》所载脉案的关键点和特色处，进行临床推演，抒发见解，学以致用，引发深思，帮助读者进一步加深理解原文旨意，提高医者的学术水平与临床疗效。

4. 言辞简练，重在画龙点睛

本书对《赖氏脉案》的点评和临床心得的阐述，不做长篇大论式探讨，仅作重点分析，主题鲜明，言简意赅，力求画龙点睛，启发临床诊治思路。

对于本书所参录的《赖氏脉案》校注作者毕丽娟，在此表示诚挚的感谢！

尽管本书所有编撰人员竭尽心智，力求精益求精，仍难免存在疏漏之处，恳求广大读者不吝赐教，予以指正。

编者

2023 年 8 月

目 录

上 卷

下 卷

上卷

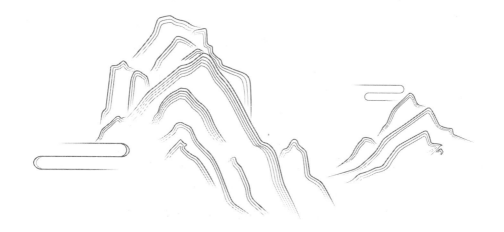

一、腹痛下痢

周左[①]　脘痛胀满，愈发愈甚，已经年余，腹痛下痢，里急不爽，姑以和中调气为法。

川楝肉三钱　延胡索一钱五分　制香附三钱　淡吴萸四分　制半夏一钱五分　新会皮[②]一钱五分　沉香片四分　焦白芍三钱　子芩炭三钱

加煨木香五分，后入，砂仁壳六分。

脘痛胀满、腹痛便泄较前均减，按脉沉细。此由肝脾未协，运行失司所致，再以和中理气为法。

炒於术一钱五分　淡吴萸四分　煨益智二钱　制香附三钱　新会皮一钱五分　制半夏一钱五分　焦枳壳一钱五分　川楝肉三钱　元胡索[③]一钱五分

加白蔻仁四分，后入，鲜佛手一钱五分。

点　评

脘痛胀满，当属中焦胃脘气机郁滞，不通则痛；病情愈来愈重，且迁延年余不愈，"久病及血"，当气滞而致血瘀；原病证未愈，今又现腹痛，里急后重的下痢之证，当兼见大肠湿热，传导失司，故初诊时当以和中调气行血为主，兼以清热燥湿，方中大量行气之药，取"气行则血行"，并配伍延胡索、白芍，已达行气止痛、气血双调之效；子芩清热燥湿止痢，取其炭，一方面缓和药性，另一方面，炭可收涩止痢；木香取煨，缓和药性，且增强止痢之效；砂仁醒脾而开胃。全方辛散的木香、砂仁、香附、陈皮，配合药性沉降的沉香、半夏，体现升降相因的理念；药性寒凉的川楝、子芩除治疗肠道湿热外，配伍于大队药性辛燥的行气药中，体现反佐用药的技巧；行气活血、清热燥湿之药中配伍酸敛阴柔的白芍，体现了攻补兼施和散收相济的治法。

---

① 左：指男性。
② 新会皮：指产于广东新会的陈皮。
③ 元胡索：即延胡索。

药后诸症减，脉见沉细，提示肝脾不和，当以和中理气之法善后。

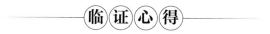

明主次，抓病机：本病为脘腹胀痛，里急后重，以肠气滞为主要病机，而肠道湿热为次证，故用药以行气药为主，轻用清热燥湿之剂。对于久病不愈的疾病，一方面考虑可能出现的久病及血，另一方面，用药宜缓宜柔，不可峻药伤正。对于慢性疾病的治疗，当全方药性过偏时，可适当运用反佐之品，勿使过于偏颇。

二、腹膨脘胀

张右[①]　腹膨脘胀，结痞攻痛，里热形瘦，肝脾不和，恐延童怯[②]，须善理之。

焦冬术一钱五分　茯苓皮四钱　新会皮一钱五分　法半夏一钱五分　淡吴萸四分　煨益智一钱五分　制香附三钱　沉香屑四分　焦枳壳一钱五分

加广木香后入，四分，砂仁壳四分。

腹满脘胀、结痞攻痛较前皆松，里热亦淡，按脉沉细。肝脾未协，再拟疏和。

炒於术钱半　云茯苓三钱　扁豆皮炒，三钱　新会皮钱半　法半夏钱半　制香附打，三钱　淡吴萸四分　煨益智钱半　香橼皮二钱

加砂仁壳四分，官桂四分。

点　评

患者表现为脘腹胀满，攻撑作痛，用药以法半夏、陈皮、制香附、沉香、焦枳壳、木香和砂仁，行气消痞除满，以焦冬术、茯苓来燥湿健脾，

---

①　右：指女性。

②　童怯：病证名。崔秉铣《妇科宗主》："闺女十五六岁，月经行一二次或从来未行而经闭者，人渐渐黄瘦，内骨蒸热，咳嗽或腹内有块时疼，名曰童子怯。"

体现对肝脾不和的治法；方中用大队辛香偏温的理气之品，且部分药品以炒用代生用，又配伍吴茱萸、益智仁，以及二诊时，又加官桂，以方测证，似为里寒，而非里热。药后，脘腹满胀，痞结疼痛均减，脉见沉细，为肝脾不和，以健脾疏肝法巩固疗效。

─────── 临证心得 ───────

脘腹胀满之证，诊断时，在病史上辨新久，体质上辨强羸，病机上辨虚实、明寒热，治疗上标本兼治、气血并调，但侧重于调气疏肝。

三、舌裂疳腐

陆左　寒热面浮已退，咳呛便泄并减，口舌碎裂疳腐，按脉沉细而数。再当和中保肺、降气化痰为法。

生於术一钱五分　云茯苓三钱　扁豆皮炒，三钱　粉橘络一钱五分　带皮杏仁三钱　真川贝一钱五分　焦白芍三钱　御米壳[①]炒，三钱　诃子皮炒，二钱

加凤凰衣[②]一钱，淡竹叶一钱五分。

🔲 点　评

患者寒热面浮已退，咳呛便泄并减，提示前诊患者恶寒发热并见，并出现浮肿、咳嗽，故风水的可能性较大。现寒热、浮肿已退，但咳呛便泄仍存在并已减轻；口舌碎裂疳腐，指的是裂纹舌、口舌生疮、脉沉细而数，提示肺阴亏虚，肺失宣降，脾气亏虚，运化失职。治宜健脾和中、培土生金、降气化痰，佐以滋阴清热。方中白术、茯苓、白扁豆衣，健脾和中，运化水湿，以绝生痰之源；橘络、杏仁、川贝母，降气化痰，润肺止咳；白芍味酸能收，配伍御米壳、诃子，敛肺止咳，并和橘络为伍，敛中

───────

① 御米壳：罂粟壳。具有敛肺止咳、涩肠止泻、止痛之功，治久咳、久泻、久痢、遗精、脱肛、便血、心腹及筋骨诸痛。

② 凤凰衣：为雉科动物家鸡的卵壳内膜。入肺经，具有养阴、润肺、开音、止咳之功；外用可生肌敛疮。

有散；凤凰衣即是鸡蛋皮，具有养阴、清肺、敛疮、消翳之功，与甘淡性寒的淡竹叶为伍，具有养阴清热之功。全方基于脏腑间生克制化和"脾为生痰之源"的理论，运用培土生金治法，治其本；降气敛肺止咳，治其标，并兼顾滋阴清热，体现了标本兼顾、主次分明的治法。

─── 临 证 心 得 ───

临床中，诊疗疾病史时，多多运用阴阳五行和脏腑生克制化的理论，例如"益火之源以消阴翳，壮水之主以制阳""实则泻其子，虚则补其母"等等；同时，也要重视标本兼治，主次分明，收散结合，相辅相成。

四、产后咳呛纳呆

陆右　产后咳呛气逆，脘满嘈杂，纳呆，形寒身热，按脉沉细。此由营虚卫薄，肺气上逆所致，恐延蓐劳[1]，慎之。

北沙参米炒，三钱　杜苏子三钱　软白薇一钱五分　粉前胡一钱五分　新会皮一钱五分　白杏仁三钱　真川贝一钱五分　白茯苓四钱　炙甘草三分

加榧子肉[2]七粒，淮麦四钱。

点　评

产后多虚，往往营血亏虚，正气不足，多表现为气虚、血虚、阴虚或阳虚。陆某为产后患者，以咳呛气逆、脘满嘈杂、形寒身热为主要临床表现，但从形寒身热分析，可为外邪侵袭而致营卫失和的表证，也可见于脏腑功能失调，或气血阴阳的不足所致的内伤杂病中。以方测证，尽管方中之前胡具有散风清热之功，但从全方分析，并不能体现从疏散表邪来解寒热的思想；咳呛气逆，脘满嘈杂提示病位在肺胃，脉见沉细，为肺金亏

────────

① 蓐劳：病证名。又名产后痨。《经效产宝》："产后虚弱，喘乏作寒热状如疟，名曰蓐痨。"因产后气血耗伤，调理失宜，感受风寒，或忧劳思虑等所致。症见虚羸喘乏，寒热如疟，头痛自汗，肢体倦怠，咳嗽气逆，胸中痞，腹绞痛或刺痛。治宜扶正益气为主。

② 榧子肉：为红豆杉科植物香榧的种子。性味甘、平，具有杀虫、消积、润燥之功。

虚，中焦不足。方中北沙参、白薇滋阴清热，苏子、前胡、杏仁、川贝降气化痰，润肺止咳，茯苓配陈皮，健脾行气，燥湿化痰，淮麦益气、敛肺、除热，可见全方以滋阴润肺、降气化痰为主，辅以茯苓、陈皮和淮麦健运脾胃，为"培土生金"之治法；榧子肉味甘，性温，入肺、胃经，有消积、润燥等功效，为肺胃并治之品。

── 临证心得 ──

临床中当出现多个脏腑出现病证的情况时，往往需要辨别病证的轻重，首先解决主要矛盾，用药才能"力专则效宏"，就如本案的治疗，全方以肺阴亏虚为主证，肺失宣降、阴虚内热为主要病机，以滋阴清热、降气止咳为主要治法，体现了辨证分主次、治法权轻重的理念。

五、发热足肿

王左 两足酸痛，至晚欲肿，里热骨蒸，咳呛痰薄，先宜和中理肺为治。

南沙参三钱 川石斛三钱 云茯苓三钱 新会皮一钱五分 法半夏一钱五分 枳壳一钱五分 杏仁三钱 川贝一钱五分 通草四分

加炒竹茹一钱五分，钩藤后入，三钱。

点 评

骨蒸潮热为阴虚内热的特有症状，该患者表现为里热骨蒸，咳呛痰薄，为肺阴虚，肺阴虚灼液为痰，故痰少质黏，脾为肺之母，培土以生金，故先宜和中理肺，后调治两足酸痛。方中南沙参、石斛用量大，为君，滋阴清热，用南沙参是顾及其还具有清肺化痰之功，再配伍法半夏、新会皮、茯苓，取二陈汤之意，调中运脾，燥湿化痰，杏仁、川贝则为润肺止咳，竹茹炒用，目的是缓和其清热之性，甘缓滋阴。通草临床有清热利尿、通乳的作用，但通常也具有通经脉、畅血行的疗效，如在当归四逆汤中的通草就是典型例证。钩藤常用功效有清热平肝、息风定惊，但在《本草述》中记载："一切手足走注疼痛，肢节挛急。又治远年痛风瘫痪，筋脉拘急作痛不已。"故通草配钩藤主要是针对患者"两足酸痛，至晚欲肿"症状的治疗。

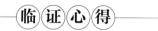

本案中作者提出"先宜和中理肺为治"，关于证治分先后，早在《伤寒论》中就有记载："太阳病不解，热结膀胱……其外不解者，尚未可攻，当先解其外，外解已，但少腹急结者，乃可攻之。"提示在临床中当病情复杂时，当根据病证的轻重主次，可分期、分步进行治疗；注重中药炮制对中药药性的影响，为临床用药提供更多的选择性。

六、寒热脘满

王右　寒热复作，脘满纳呆，面浮足肿，背脊酸痛，姑以和中渗湿为法。

川石斛三钱　茯苓皮四钱　扁豆皮炒，三钱　新会皮一钱五分　法半夏一钱五分　制朴花一钱　香橼皮一钱五分　大腹皮三钱　制香附三钱

加砂仁壳五分，官桂四分。

点　评

患者脘满纳呆，面浮足肿，为脾虚，运化失司，水湿停聚，泛溢肌肤而致，故以茯苓皮、扁豆皮、新会皮、法半夏、厚朴花、香橼皮、大腹皮等健脾燥湿、行气除满。气行则湿化，方中诸多药物取皮入药，仿"五皮饮"之意，以增强利水消肿；方中桂枝、法半夏、砂仁、厚朴花等，性温，符合张仲景倡导的"病痰饮者，当以温药和之"的治疗原则；同时，方中法半夏、厚朴、陈皮、香橼皮和砂仁，共达行气、燥湿、消痞除满之功；官桂与诸多除湿之品为伍，温通除湿，治疗背脊酸痛；川石斛甘寒清润，既可防治诸香燥之品耗阴，又可与官桂为伍，阴阳双调，治疗寒热复作。

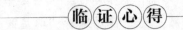

"病痰饮者，当以温药和之"为临床治疗痰饮病的基本治则，痰饮为阴邪，遇寒则凝，遇热则行，不可不知；适当地运用佐制药，有利于全方配伍和调，防止全方药性过于偏颇而变生他证；临床表现的寒热，与证的寒热是截然不同的概念，不可一见患者有寒热表现，就"热者寒之，寒者热之"，当以分辨当前疾病证的本质为本，调节脏腑功能及阴阳平衡。

七、脘痛胀满

陶左　脘痛胀满，泛恶纳呆，面浮足肿，姑以疏和。

川楝子三钱　延胡索二钱　淡吴萸四分　制香附打，三钱　新会皮一钱五分　制半夏一钱五分　炒枳壳一钱五分　沉香片四分　绿萼梅八分

加白蔻仁后入，四分，官桂四分。

脘痛、呕恶、结痞皆松，面浮渐退；足肿里热，按脉沉弦。此由肝脾未协，运行失职所致，再以疏和为治。

川石斛三钱　辰茯神四钱　新会皮一钱五分　法半夏一钱五分　淡吴萸四分　沉香曲二钱　广木香四分　茯苓皮四钱　香橼皮二钱

加白蔻仁后入，四分，官桂六分。

点评

患者以脘痛胀满、泛恶纳呆为主要表现，为肝胃不和证，治以疏肝和胃为法，方中川楝子、制香附、新会皮、炒枳壳、沉香、绿萼梅和白蔻仁等疏肝和胃止痛；制半夏、吴茱萸、沉香等主降，"六腑以降为顺"，治疗胃气上逆之泛恶；延胡索为"止痛要药"，配伍川楝子及其他理气药中，则行气止痛效果更佳，全方以疏肝和胃为主，故"脘痛、呕恶、结痞皆松"，但消肿之力不足，故二诊时，脘痛、呕、痞减，脉见沉弦，为肝脾不和，脾失健运。全方除掉行气止痛的川楝子和延胡索，添加茯苓皮健脾利水，并加大官桂用量，以增温脾利水消肿之功，加石斛防全方过于香燥伤阴。

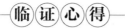

临证心得

　　病分轻重，治分先后，对于复杂病证，可先治主证，往往主证的治疗有利于次证的缓解；同时，随着原先主证的缓解或解除，原先的主证变为次证，而次证则变为主证，随着主、次证的变更，则治法的侧重也随证而变。

八、脘腹胀痛

　　金左　脘腹胀满，攻痛脉弦，形寒里热，姑以疏中理气为法。

　　川楝肉三钱　元胡索二钱　制香附打，三钱　制半夏一钱五分　淡吴萸四分　新会皮一钱五分　沉香片四分　广木香四分　焦蒌皮三钱

　　加白蔻仁后入，四分，官桂四分。

　　脘痛胀满、寒热并除，便艰不爽，再当和脾健胃为法。

　　川石斛三钱　白茯苓三钱　新会皮一钱五分　法半夏一钱五分　制香附打，三钱　绿萼梅八分　沉香屑四分　川郁金一钱　广木香四分

　　加砂仁壳四分，玫瑰花三朵。

　点　评

　　初诊患者脘腹胀满，攻痛脉弦，为肝气不和，犯脾损胃，治疗当疏肝、健运脾胃，方中川楝、香附、陈皮、沉香、木香、白豆蔻疏肝理气止痛，半夏、吴茱萸降逆止呕，官桂温通经脉，有助于调畅气血。二诊表现为大便不爽，为胃肠气滞证，方中陈皮、半夏、香附、绿萼梅、沉香、川郁金、木香、玫瑰花畅通气机，石斛配郁金甘寒润燥通便，茯苓配陈皮、砂仁、半夏燥湿除痞。

临证心得

　　脘腹胀满之症，临床以肝气不和、胃肠气滞为多见，治疗当疏肝理气为主，兼以调理中焦。

九、腹痛便结

杨右　脘痛胀满，气攻作痛，便结不通，按脉沉弦。此由肝脾失统，营液暗耗，无以润泽所致，姑以和中通腑为治。

金石斛三钱　辰茯神四钱　扁豆皮炒，三钱　火麻仁打，四钱　柏子仁三钱　郁李仁打，三钱　光杏仁三钱　燀桃仁打，三钱　枸橘李二钱

加路路通三枚，爆竹叶一钱五分。

肠痹欲解不通，脘腹胀满，气攻尤甚。此由湿温阻气，气郁化火，营液暗耗，幽门枯涸，姑以和阴润燥以代通幽。

酒炒生地四钱　泡淡苁蓉三钱　油当归身三钱　原红花六分　燀桃仁打，三钱　火麻仁打，三钱　郁李仁打，三钱　瓜蒌仁打，三钱　白杏仁三钱　元明粉三钱，合打

加秋梨皮五钱，路路通三枚。

点　评

患者初诊时，腹痛便秘，气攻作痛，为肝脾不和，营阴亏虚，肠道失濡，治疗当润肠通便。方中石斛、竹叶滋阴清热，枸橘李配伍茯神、扁豆衣疏肝理气，健脾和中，火麻仁、柏子仁、郁李仁等润肠通便，杏仁开宣肺气而通便，桃仁除润肠通便外，与路路通配伍疏通经络而有利于通便。二诊则以排便不畅，脘腹胀满为甚，此为湿温阻滞气机，气郁化火伤阴，肠道失濡所致。治疗当滋阴清热，润肠通便。方中酒炒生地黄配梨皮，滋阴润燥，酒炒目的为缓和寒凉之性，并行药势，当归、桃仁、红花、路路通等既润肠通便，又活血通络，有利于气行则便通，火麻仁、郁李仁、瓜蒌仁润肠通便，杏仁宣肺而通便，元明粉辛甘而寒，荡涤肠道积滞；寒则气凝，肉苁蓉既有润肠通便作用，又性温，可防元明粉过于寒凉而阻滞气机。

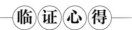

便秘之症，临床当辨气秘、热秘、寒秘和虚秘，不可见"秘"就盲目运用泻下攻坚之品；诸秘治疗中，适当配伍行气之品，有助于舒畅气机，气行则便行；肺与大肠相表里，治疗便秘的方药中酌加杏仁，有利于开宣肺气，调畅肠道气机。

一〇、湿邪蕴热

张左　灼热无汗，脘闷纳呆，便泄溲黄，湿邪蕴热，内干肺胃，咳呛脉数，姑以清解。

香青蒿一钱五分　广藿香一钱五分　软白薇一钱五分　粉前胡一钱五分　新会皮一钱五分　仙半夏一钱五分　真川贝一钱五分　甜杏仁三钱，带皮　方通草四分

加荷梗尺许，钩藤三钱，后入。

点　评

灼热无汗，脘闷纳呆，便泄溲黄，为湿热蕴脾，内邪干于肺胃，气逆于上，则为咳呛，故治疗当芳香化浊，清解降气。方中青蒿、藿香芳香化湿，青蒿配白薇、荷梗、通草清热化湿，半夏配陈皮、前胡、川贝、杏仁燥湿化痰浊，降肺胃之气。

临证心得

对于湿热内蕴之证，用药当轻宣芳化，慎用大寒清热之品，防止冰伏湿邪，导致湿邪更难祛除；脾胃为表里之脏，生理上相互联系，病理上相互影响，临床往往健脾益胃同调；半夏配陈皮，既可止咳化痰降肺气，又可消痞止呕降胃气，为临床治疗肺胃同病的常见组合。

11

一一、痛经下痢

张右　月事不调，临行腹痛，腰酸带下，近兼下痢，澼澼不爽，姑以和中分利为法。

香连丸六分　子芩炭一钱五分　焦白芍三钱　制香附三钱　焦山楂三钱　带皮苓三钱　范志曲三钱　制朴花一钱　台乌药三钱

加北艾炭六分，焙荷蒂五枚。

点　评

患者腹痛、下痢不爽，为大肠湿热阻滞肠道，气化失司；湿邪趋下则为腰酸带下，湿热熏灼；迫血妄行则月经失调，或月经过多，或月事先期。治宜清热利湿，方中香连丸配黄芩炭、艾叶炭清热利湿治痢下，兼止血治月经不调；香附、乌药配厚朴花、白芍，行气止痛；茯苓、焙荷蒂健脾化湿，利小便，实大便；范志曲健脾化湿，理气消食。

临证心得

香连丸是治疗湿热蕴结肠道，肠道传导失司的重要方剂，辄用辄效；治疗腹泻下痢，常用车前子、茯苓、泽泻等，体现"利小便而实大便"的治法，值得仿效；黄芩炭、艾叶炭体现"烧炭存性"，既止血止痢，又保存原药的功用。

一二、腹胀便溏

陈左　腹满作胀渐松，惟便溏溺赤，再以和脾理气为法。

炒於术一钱五分　扁豆皮炒三钱　茯苓皮四钱　新会皮一钱五分　大腹皮三钱　焦蒌皮三钱　制香附三钱　焦白芍三钱　炒车前三钱

加砂仁壳四分，焙荷蒂三枚。

腹满颇松，脘胀亦减，脉来沉细，再以和脾化湿为法。

焦於术一钱五分　云茯苓四钱　扁豆皮炒，三钱　新会皮一钱五分　焦枳壳一钱五分　制香附三钱　粉猪苓二钱　炒泽泻三钱　炒车前三钱

加白蔻仁后入，四分，广木香四分。

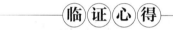
点 评

初诊时腹满作胀渐松，提示腹部胀满仍存在，但较前缓解，故仍需行气消胀之法；腹胀、便溏为脾虚运化失司，清浊不分，大便溏。故治疗以健脾化湿，行气消胀，方中炒白术、扁豆衣、茯苓、焙荷蒂健脾化湿，陈皮、大腹皮、香附、木香、焦瓜蒌皮、香附、砂仁等行气除满，白芍缓急止痛，炒车前利小便实大便。二诊腹满颇松，脉见沉细，为脾失健运，故健脾祛湿为主，原方减少行气除满药物，加用猪苓、泽泻等利湿之品，重在利小便实大便。

临证心得

方随证变是中医治疗的特色，从初诊理气健脾为主，转变为二诊健脾除湿为主，体现了"症变—证变—法变—方变"；方中猪苓、茯苓、泽泻、车前子的运用，体现了"利小便实大便"的治法。

一三、肠风① 便溏

杨左　肠风便溏并减，眩晕头痛渐定，按脉沉弦，再以柔肝息风为法。

炒於术一钱五分　香附炭三钱　焦白芍三钱　焦地榆三钱　炒槐米三钱　焦赤曲三钱　椿根皮三钱　地菊炭二钱　辰茯神三钱

加荷边二角，侧柏炭三钱。

---

①　肠风：病名。《素问·风论》："久风入中，则为肠风、飧泄。"系指一种以便血为主症的疾病。

点 评

　　患者肠风便溏减轻，眩晕头疼也缓解，脉沉弦，为肝经失柔，治疗当清热、柔肝、止血。菊花、荷叶清泄肝热，香附炭配白芍理气柔肝止痛，香附炭制还兼止血；炒於术健脾燥湿，辰茯神镇心安神，椿根皮、焦地榆、炒槐米、侧柏炭清肠止血。

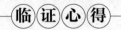

　　所谓肠风，为风邪热毒，搏于大肠，时时下血，治疗当清肠止血。本方中有多味饮片炒炭入药，为"炒炭存性"的典型炮制方法，炮制时火候掌握要适度，只是部分炭化，"烧炭存性，勿令灰过"，这样可保持原药的药性，烧炭的主要目的是增加药物收敛、止泻、止血的作用。

一四、腹痛腹泻

　　杨右　脘满纳呆，腹痛泄泻，久而不已，姑以疏和为法。

　　炒於术一钱五分　云茯苓三钱　扁豆皮三钱　新会皮一钱五分　制香附三钱　焦赤曲三钱　御米壳三钱　诃子皮二钱　炮姜炭四分

　　加煨木香后入，四分，石莲肉四钱。

点 评

　　脘满纳呆，腹痛泄泻，久而不已，常为脾虚，运化失司，水谷不分，水湿和糟粕混杂而下，肠道气机失调，发为泄泻，治疗当健脾运湿，疏畅气机，故以炒白术、茯苓、扁豆皮、焦赤曲等健脾化湿，陈皮、香附、木香等调畅肠道气机。久泻不止，收涩无力，故以御米壳、诃子、石莲肉等收敛固涩；久泻恐伤脾阳，炮姜炒炭既可温脾阳，又可收敛止泻。

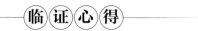

　　当临床病证较为复杂时，选药当尽量兼顾，如本案方中石莲肉健脾、止泻兼有，炮姜炭温脾，炭用又可收涩止泻，可谓"一石二鸟"。对于久泻患者，往往虚多邪少，或纯虚无邪，故治疗以培补正气为主，酌加收涩止泻之品。

一五、肿胀气逆

　　顾左　肿胀颇退，气逆渐平，按脉沉细，姑以疏降。

　　炙桑皮三钱　茯苓皮三钱　新会皮一钱五分　大腹皮三钱　香橼皮二钱　焦枳壳一钱五分　杜苏子三钱　甜葶苈三钱　冬瓜子三钱

　　加砂仁壳四分，官桂六分。

　　腹满脘胀、结痞皆松，里热溺黄。湿邪阻气，再以疏和。

　　焦冬术一钱五分　茯苓皮三钱　新会皮一钱五分　制香附三钱　煨益智二钱　淡吴萸四分　川石斛三钱　东白芍三钱　炙甘草三分

　　加淡竹叶一钱五分，七香饼①二钱。

点 评

　　患者初诊时，身肿、气逆为主症，脉沉细，为脾虚，运化失司。水湿内停而为肿，水湿内聚，阻滞气机，升降失调而为气逆。故治疗以五皮饮，减生姜，酌加香橼、枳壳、冬瓜子、葶苈子等利水消肿，行气健脾，且枳壳配伍苏子、桑白皮、葶苈子降逆平喘；"病水饮者，当温药和之"，砂仁、官桂性温，有温化水气之功。二诊胀肿减，出现溺黄，为湿热互结，湿重热轻，治疗以健脾祛湿，兼清热邪。方中白术、七香饼、茯苓皮、陈皮等健脾除湿，陈皮配香附调畅中焦气机，益智、吴茱萸性温，温

---

　　① 七香饼：《医学入门》卷六方。组成：丁香、香附、甘草、甘松、益智仁、砂仁、莪术。治郁阂忧思，或闪挫跌仆，一切气滞腰痛。

通中下二焦，淡竹叶配石斛清热利湿，又可防伤阴。

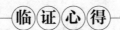

水饮属阴邪，遇寒则凝，得温则行，治疗水饮之证，往往配伍性温之品；虚性水肿之病，往往责之脾肾阳虚，脾主运化，肾主水液，脾肾阳虚，温化失司，水湿内停而为肿，故健脾温肾是临床治疗水肿病的常用治法。

一六、脘胀腹痞

蒋右　脘胀已松，胞胕①渐收，按脉沉数。肝脾未协，再拟疏和。

生於术一钱五分　云茯苓三钱　炙甘草三分　炒柴胡四分　炒当归三钱　焦白芍三钱　制香附三钱　香橼皮二钱　新会皮一钱五分

加白蔻仁四分，后入，乌贼骨四钱。

胞胕已收，脘胀亦松，少腹结痞，再和肝脾。

炒於术一钱五分　辰茯神三钱　炙甘草三分　炒柴胡六分　炒当归三钱　焦白芍三钱　制香附三钱，打　广木香四分　台乌药三钱

加玫瑰花三朵，鲜佛手一钱五分。

🔲 点 评

脘，即胃脘。胞，《说文》云："胞，儿生裹也。"可见"胞"为子宫；胕，即膀胱。故胞胕可理解为广义之腹部。"腹为脾所主"，现患者脘胀已松，尽管"胞胕渐收"，但病证并未痊愈，仍存在肝脾不和，故以调肝理脾为治，又因患者脉象沉数，故以逍遥散去辛散的薄荷、生姜，酌加香附、香橼皮、陈皮以增强逍遥散疏肝理脾之功；又加白蔻仁、乌贼骨，理气宽中，制酸止痛，巩固"脘胀已松"的疗效。二诊时，脘腹胀满缓解，但少腹痞结不适，故仍以逍遥散去薄荷、生姜，酌加乌药、木香和佛手来

____
① 胞胕：子宫。

增强疏肝理气，配伍既疏肝又可活血的玫瑰花，从而达到疏肝健脾，行气和血，缓急止痛的功效。

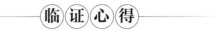

脾胃同处中焦，表里之脏，经络相连，功能上燥湿相济、升降相因、纳运相得，故治疗上往往相互兼顾，相辅相成。脾胃为升降之枢，其气机的调畅受肝之疏泄的调节，故疏肝理脾、疏肝和胃是临床常用之法。

一七、咳逆吐红

沙左　失音、吐红、胁痛皆止，咳呛气逆减而未除，再以和胃理肺为治。

北沙参米炒，三钱　川石斛三钱　云茯苓三钱　新会皮一钱五分　法半夏一钱五分　甜杏仁打，三钱　真川贝一钱五分　杜苏子三钱　海浮石^①四钱

加银杏肉，炒竹茹。

吐红、胁痛并愈，气逆、失音亦清，咳呛痰黏，再以清降。

北沙参米炒，三钱　炙桑皮三钱　云茯苓四钱　新会皮一钱五分　甜杏仁三钱　真川贝一钱五分　冬瓜子三钱　肥知母三钱　广郁金一钱

加凤凰衣一钱，银杏肉打，三钱。

点　评

患者失音、吐红、胁痛皆止，现遗证为咳呛气逆，为肺胃失和，气逆于上，治疗和胃降气为主。方中北沙参、石斛滋阴润肺，法半夏、陈皮、茯苓取二陈汤之义，并配伍杏仁、川贝、苏子、海浮石、银杏肉、竹茹等燥湿化痰，和降肺胃上逆之气。服用上药后诸证基本愈，但痰黏，提示痰

---

①　海浮石：又名海石、浮海石。为火山喷出的岩浆所形成的多孔石块或胞孔科动物脊突苔虫或瘤苔虫等的干燥骨骼。咸，寒。入肺经。具有清肺化痰、软坚、散结之功。

湿郁而生热，竹茹清热力量不足，更配知母、郁金、桑白皮等性寒理气化痰之品，增强清热化痰之功。

─────── 临证心得 ───────

临床上"金实不鸣"和"金破不鸣"是导致失音常见机制，本案患者失音、咳呛并见，未见表证，可判定为"金破不鸣"，为肺阴虚，肺失宣肃，故用北沙参、石斛等滋养肺阴；二陈汤为燥湿和胃的代表方剂，该方除降胃气外，又可降肺气，为肺胃共治的常用方。

一八、咳逆吐红

陈左　咳呛气逆、吐红屡发，里热形瘦，按脉沉数。此由肝肺络伤，络血上溢所致，姑以和中理气为法。

旋覆花包，一钱五分　煅代赭四钱　杜苏子三钱　白杏仁三钱　真川贝一钱五分　茜草根炒，三钱　怀膝炭三钱　川郁金一钱　辰茯神三钱

加藕节炭四钱，银杏肉三钱。

吐红得止，咳逆渐平，里热形瘦，按脉沉数。虚火燥金，肺失清肃，再以和中保肺为法。

北沙参三钱　炙桑皮三钱　云茯苓四钱　新会皮一钱五分　仙半夏一钱五分　甜杏仁三钱　真川贝一钱五分　款冬花一钱五分　冬瓜子三钱

加银杏肉三钱，凤凰衣八分。

点　评

初诊咳呛，咯血，消瘦，脉沉数，为肝肺阴亏火旺，左升太过，右降不及，为肺阴亏虚，治疗当清润肝火，降逆止咳兼止血，方中郁金、茜草、川贝等甘寒清润肝火，旋覆花、煅代赭、苏子、杏仁、银杏等降肺气止咳，茜草、藕节炭收敛止血，怀牛膝取炭引上逆之血下行，炭制取其止血之功。二诊时，咯血止，咳逆减轻，消瘦，脉沉数，为肺阴亏虚，治宜滋阴润肺，兼降肺止咳。方中北沙参、川贝滋阴润肺止咳，茯苓、陈皮、

凤凰衣等健脾除湿，培土生金，法半夏、桑白皮、杏仁、款冬花、冬瓜子、银杏降气止咳，燥湿化痰。

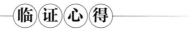

对于出血之证，临床多以血热（虚热、实热）妄行，气不摄血和瘀血阻滞为多见，临证应注意仔细辨证，以防犯虚虚、实实之戒，以及寒热不分之错。本证中怀牛膝的运用具有多种寓意：对于气逆而致的出血，适当配伍具有引血下行作用的牛膝，有利于止血；牛膝还具有活血化瘀作用，可止血不留瘀；怀牛膝具有补益肝肾的作用，对于本证中的肺阴不足者，肺和肾为母子之脏，"子能令母实"；怀牛膝取炭用，"炭能止血"。

一九、腹满便溏

鲍左　腹满结痞，形瘦肉削，里热骨蒸，便溏溺少。症属沉疴，难以调复。

生於术一钱五分　茯苓皮四钱　扁豆皮炒，三钱　新会皮一钱五分　法半夏一钱五分　制香附三钱　焦白芍三钱　全瓜蒌三钱　大腹皮三钱

加煨木香后入，四分，官桂四分。

劳倦伤气，脘满纳呆，腹痛下痢，姑以疏和。

炒於术一钱五分　白茯苓三钱　新会皮一钱五分　制香附三钱　霞天曲[①]炒，一钱五分　焦枳壳一钱五分　大腹皮三钱　广藿香一钱五分　香青蒿一钱五分

加煨木香后入，四分，砂仁壳四分。

点　评

腹满结痞，便溏溺少，形瘦肉削，为脾气亏虚，运化失司。水谷不

---

① 霞天曲：霞天膏。出自明·韩懋《韩氏医通·药性裁成》。为黄牛肉熬炼而成的膏剂。和半夏末为曲，名霞天曲。性味甘，温。具有补气益血、健脾安中之功。治虚劳羸瘦，中风偏废，脾虚痞积。

分，则便溏溺少，脾虚生化不足，则肌肉瘦削，聚湿生痰，痰与气结，则腹满结痞，里热骨蒸，为气虚发热的表现。故治疗当以健脾燥湿为主，方中茯苓、白术、扁豆衣、大腹皮健脾化湿，半夏、陈皮、木香、香附瓜蒌行气化痰除痞，酌加白芍酸敛阴柔而治痞痛。二诊时，患者以疲乏无力、脘满纳呆、腹痛下痢为主要表现，治疗仍以健脾除湿为主，酌加藿香、青蒿芳香除湿，有利于振奋脾胃的阳气。

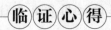

对于发热，临床当辨外感和内伤发热，不可见"热"就用"解表剂"或"清热剂"。本证为内伤发热，内伤发热者，当辨气、血、阴、阳之不足，或气滞、血瘀等，对证治疗，方可显效。发热的根本机制是人体脏腑失调，阴阳失衡，在本病案中，医者组方以健运脾气，祛湿化痰，体现治病求本的理念。

二十、寒热脘痞

杨左　寒热往来，时甚时轻，久而不已，兼之梅核膈①吐咽不舒，结痞攻痛，脘胀脉弦，姑以和中祛邪为法。

川桂枝四分　东白芍三钱　炙甘草三钱　新会皮一钱五分　制半夏一钱五分　白杏仁三钱　真川贝一钱五分　辰茯神四钱　川郁金一钱

加砂仁壳四分，七香饼二钱。

前拟和中理肺之法，服之诸恙向安，按脉沉细，再拟和脾调中为法。

嫩西芪三钱　防风根一钱五分，同炒　炒於术一钱五分　辰茯神四钱　新会皮一钱五分　法半夏一钱五分　炒枳壳一钱五分　焦白芍三钱　炙甘草三钱

加砂仁壳四分，淮小麦三钱。

---

① 梅核膈：原为梅核格，据文义改。梅核膈为病证名，膈证之一。指喉间似为梅核所梗，膈间痛或闷痛。多因气郁痰结或瘀血所致。

日 点 评

初诊患者寒热往来，时甚时轻，久而不已，为外邪久羁，营卫失和；咽如窗滞为痰气阻于咽中，气机失和，则脘痞不适。治宜调营卫，方中用桂枝、白芍、甘草调和营卫，治疗在表之邪；七香饼、砂仁、陈皮、茯苓，配伍半夏、杏仁，川贝健脾燥湿，行气化痰，治疗痰气郁结于咽喉，同时治疗脘部结满。二诊时，诸证好转后，则以黄芪、防风、白术之玉屏风散，固表兼散表邪，用半夏、陈皮、茯苓取二陈汤之意，燥湿化痰，用茯苓、七香饼、砂仁、小麦组成健脾益胃之方，目的是健脾祛湿，湿去则痰消。

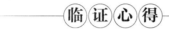

本证为表里皆病，表邪不解，损伤中焦脾胃，运化失司，水湿不化而生痰，治疗当以表里同治。初诊时以桂枝汤解肌发表调营卫，重在祛邪，二诊表证减轻后，则以玉屏风散益卫固表，重在防邪再感。

二一、咳呛吐红

俞左　气屏络伤，咳呛痰沫，时欲气急，吐红屡发，胃纳呆钝，里热溺赤，按脉沉细，姑以和中降气为治。

南沙参三钱　旋覆花包，一钱五分　煅代赭石四钱　杜苏子三钱　新绛屑六分　怀膝炭二钱　茜草根炒，三钱　真川贝一钱五分　白杏仁三钱

加银杏肉三钱，藕节炭四钱。

咳呛气逆、胁痛均减，失血现止，再以疏降。

炒潞党二钱　杜苏子三钱　肥石蚕①一钱五分　新会皮一钱五分　白杏仁三钱　真川贝一钱五分　款冬花一钱五分　云茯苓四钱　冬瓜子三钱

加广木香六分，银杏肉三钱。

---

① 石蚕：别称石上藕。甘、淡、微涩，凉。具有润肺止咳、清热凉血之功。

寒热脘满、头疼眩晕较前均减，神疲肢软。湿邪未楚，再以疏和。

炒潞党一钱五分　带叶苏梗一钱五分　粉前胡一钱五分　新会皮一钱五分　法半夏一钱五分　焦枳壳一钱五分　制小朴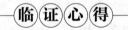①八分　大腹皮三钱　朱滑石四钱

加砂仁壳四分，荷叶一角。

点　评

初诊时患者咳嗽、咳痰、咯血为主证，伴气急、尿赤，纳呆，脉沉细，为肺阴不足，肺失宣降，气逆于上则咳嗽；肺失濡润则痰少、咳痰沫；虚火灼金，肺络受伤，则咯血，治宜滋阴润肺，降气止咳。方中沙参滋阴润肺，配川贝润肺止咳；旋覆花、苏子、杏仁降肺胃之气；新绛、怀膝炭活血止血不留瘀，怀膝炭配伍代赭石并引血下行，防止血随气逆而再次咯血，茜草、藕节炭凉血止血。

二诊咳呛气逆、胁痛均减，失血现止，则提示肺阴虚内热减，故停用止血之剂，以补肺、疏降肺气为主，党参、茯苓、木香和陈皮，补肺运脾，培土生金；苏子、杏仁、川贝、款冬花、冬瓜子、银杏疏降肺气，肥石蚕除润肺降气外，同时有清热凉血之功，以清余邪。三诊寒热脘满、头疼眩晕较前均减，神疲肢软，为湿邪阻滞，治以健脾燥湿为主，兼降肺气，其中党参、陈皮、砂仁燥湿健脾，培土生金，苏梗、前胡、半夏、枳壳、厚朴降肺气，大腹皮、滑石、荷叶淡渗利湿。

临证心得

临床中多运用脏腑间生克制化之法，已达相辅相成之效；当病证复杂时，当抽丝剥茧、循序渐进，各个击破；对于阴虚之证，用药忌苦寒，宜甘润。

---

① 小朴：厚朴。

二二、咳逆吐红

庄右　咳呛气逆，月事先期，甚则逆行，呕恶吐红，按脉弦数。此由肝阳上逆，肺失下降所致，姑以疏中降气为法。

杜苏子三钱　炙桑皮三钱　地骨皮三钱　肥知母三钱　白杏仁三钱　真川贝一钱五分　茜草根炒，三钱　怀膝炭三钱　白石英煅，三钱

加凤凰衣一钱，藕节炭四钱。

吐红得止，咳呛气逆、呕恶均减，中脘隐痛时甚时轻，按脉沉弦。先宜疏肝和胃、理肺降气为治。

沉香片四分　金铃子三钱　元胡索二钱　制香附三钱　新会皮一钱五分　制半夏一钱五分　焦枳壳一钱五分　白杏仁四钱　真川贝一钱五分

加川郁金一钱，玫瑰花三朵。

咳呛气逆、吐红复发，按脉沉数。木火刑金，金肺失清肃，再以和中理肺为法。

南沙参三钱　桑白皮二钱　白杏仁三钱　真川贝一钱五分　海浮石三钱　肥知母三钱　生蛤壳四钱　生米仁四钱　粉甘草三分

加活芦根一两，参三七六分。

点 评

初诊，患者阴津不足，虚火妄动，迫血妄行，则月经先期；肝阳上亢，气血并走于上，则咳血或呕血；左升太过，右降不及，肺气失降，则表现为咳呛气逆；脉弦数，为肝阳上亢之脉象。治宜滋阴清热，降气止血，方中知母、地骨皮、凤凰衣滋阴清热，白石英、怀牛膝重镇潜阳，引血下行，苏子、炙桑皮、杏仁、川贝等降肺止咳，茜草、藕节止血。二诊患者咯血止，但留咳呛气逆、呕恶，脉沉弦，为肝胃不和，肺气上逆，故以疏肝和胃、理肺降气为治，三诊时患者又出现咯血，咳呛气逆、脉沉数，为木火刑金，金肺失清肃，以知母、芦根、南沙参滋阴清肺，海浮石、蛤壳等清化热痰，薏苡仁健脾除湿以消痰源，桑白皮、杏仁、川贝止咳化痰，三七化瘀止血，炙甘草调和诸药。

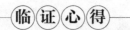

对于气逆证相关脏腑，临床中以肝、胃和肺为主，肝气上逆者，往往表现为头晕、头疼，严重者可表现呕血，胃气上逆者表现为打嗝、呕吐、嗳气等，肺气上逆者则表现为咳嗽、咳痰、喘息。气逆于上，当以降气为要，合并寒热虚实者，则配以温煦（散寒）、清热、补虚和泻实之法，不可一味降气。

二三、咳喘痰黏

徐左　咳呛喘逆较前稍愈，痰黏不爽，按脉沉细，手振肢软。再以和中理肺为法。

炒潞党一钱五分　生於术一钱五分　云茯苓四钱　新会皮一钱五分　法半夏一钱五分　杜苏子三钱　白杏仁三钱　真川贝一钱五分　冬瓜子三钱

加银杏肉三钱，凤凰衣八分。

寒热得止，脘满亦松，肩髃酸痛，渐能伸屈，惟咳呛痰黏。再以和中理肺为法。

南沙参三钱　杜苏子三钱　粉前胡一钱五分　新会皮一钱五分　白杏仁三钱　真川贝一钱五分　白茯苓四钱　款冬花一钱五分　川郁金一钱

加丝瓜络三寸，银杏肉三钱。

诸恙渐安，惟咳呛未除，按脉沉细，再以和中理肺。

北沙参三钱　桑白皮二钱　云茯苓三钱　新会皮一钱五分　甜杏仁三钱　真川贝一钱五分　川郁金一钱五分　嫩钩藤三钱　方通草三分

加丝瓜络三寸，嫩桑梗四钱，酒炒。

诸恙均安，惟咳呛气机未舒，按脉沉数，再以和中降气为治。

炒潞党一钱五分　杜苏子三钱　云茯苓三钱　新会皮一钱五分　甜杏仁三钱　真川贝一钱五分　海浮石三钱　款冬花一钱五分　粉前胡二钱

加钩藤后入，三钱，白果肉[①]三钱。

---

① 白果肉：即白果。甘、苦、涩，平，有小毒。具有敛肺气、定喘嗽、止带浊、缩小便之功。

◎ 点 评

　　患者痰黏不爽，按脉沉细，肢软无力，为中气不足，运化失司，聚湿生痰，治宜健运中州，燥湿化痰，方以四君子汤化裁（党参、白术、茯苓、凤凰衣）健脾运湿，以二陈汤化裁（半夏、陈皮）燥湿化痰，酌加苏子、杏仁、川贝、冬瓜子、银杏等降气化痰止咳。当二诊患者诸证减，唯咳呛痰黏时，当和中理肺，以茯苓、陈皮运脾除湿消痰源，南沙参配川贝清润化痰，苏子、前胡、杏仁、款冬花、银杏、丝瓜络降肺止咳，郁金性凉，行气活血，一方面助沙参甘寒滋阴，另一方面在大队降肺气药中，适当配伍行气活血之品，降中有散，同时血行有利于气行。在三诊和四诊时，在和中理肺之法加入了钩藤，钩藤除清热平肝、息风止痉外，还可用于治疗咳嗽，例如名老中医祝谌予挖掘民间验方，常用钩藤和薄荷治疗久治不愈的咳嗽，常常给人以启发。

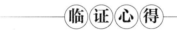

临证心得

　　和中理肺是赖氏治疗咳嗽病常用之法，健运中州，运化水湿，以绝痰源，体现了中医培土生金的治疗理念，也反映了中医整体观念的思想；钩藤用于治疗咳嗽，临床较为少见，此为挖掘民间验方用于当下临床，值得借鉴。

二四、咳呛下痢

　　朱左　病久原虚，咳呛痰沫，近兼腹痛，下痢色红，里急不爽，里热纳呆，姑以和中保肺为法。

　　北沙参三钱，米炒　生於术一钱五分　云茯苓四钱　新会皮一钱五分　制香附三钱　子芩炭一钱五分　焦白芍三钱　炒车前三钱　炙甘草三钱

　　加煨木香后入，四分，银杏肉三钱。

阴疟^① 以来腹膨作痛，下痢不爽，疟母^② 攻动，姑以和中理气为法。

炒於术一钱五分　淡吴萸四分　煨益智二钱　新会皮一钱五分　制半夏一钱五分　制香附三钱　焦枳壳一钱五分　广木香四分　大腹皮三钱

加南楂炭三钱，白蔻仁四分，后入。

🔲 点 评

患者咳嗽病久不愈，肺脾两虚，近又添腹痛，下痢色红，里急不爽，为大肠湿热证，治疗当健脾益肺止咳、清利大肠湿热。方中沙参、茯苓、白术、陈皮、银杏等健脾润肺，敛肺止咳；黄芩取炭，清热燥湿，少兼收涩止痢，车前子配黄芩，清利分消，且车前子能利小便实大便而止泻；木香、香附配白芍，行气止痛。第二次就诊时患者本有"阴疟"及"疟母"之证，脾肾亏虚，阴寒凝滞，气滞血瘀，故腹膨作痛，又添下痢不爽，治疗当疏肝理气健脾，佐以温补脾肾。方中大队的理气之品，如陈皮、半夏、香附、焦枳壳、木香、白豆蔻等，配伍炒白术、南楂炭、大腹皮，共达疏肝行气、健脾止泻之功；吴茱萸疏肝而温脾，煨益智温补脾肾，共求温补脾肾。

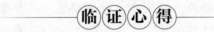

对于下痢之证，当遵从"实则清利，虚则补益"的原则，不可见痢止痢，对于下痢实证者，当清肠道湿热，行气活血，调畅气机；虚证者当温脾益肾，舒畅肠道气机。

二五、脘胀结瘕

吴右　左边结瘕，时欲攻动痛，胸脘膜胀^③，胃纳呆钝，泛恶频频，按

---

① 阴疟：病证名。指三阴疟。《类证治裁·阴疟》："疟邪伏于募原，浅者客三阳经，深者入三阴经……以伏邪深入三阴，故名阴疟也。"

② 疟母：病证名。疟疾日久不愈，顽痰夹瘀，结于胁下所形成的痞块。

③ 膜胀：症状名。胸膈胀满之意。多由脾失健运，消化不良，气机阻滞所致。

脉弦数，肝脾不和所致，姑以疏中理气为法。

焦冬术一钱五分　淡吴萸四分　煨益智一钱五分　制香附三钱　新会皮一钱五分　制半夏一钱五分　广木香四分　乌拉草八分　川郁金一钱

加七香饼二钱，炒竹茹二钱。

脘胀、结瘕皆松，里热形黄，脉数，月事不转，治宜兼顾。

川楝肉三钱　元胡索一钱五分　制香附三钱　炒当归三钱　焦白芍三钱　白川芎一钱五分　南楂炭三钱　广木香四分　新会皮一钱五分

加砂仁壳四分，鲜佛手一钱五分。

点评

患者初诊左边结瘕，时欲攻动痛，胸脘腹胀，胃纳呆钝，泛恶频频，脉见弦数，弦为肝郁，数为里虚，为肝气郁结，伤及脾胃；肝气不舒，则胸胁攻胀，脾失健运，胃失和降则脘腹胀满，纳呆泛恶，治宜疏肝、健脾、和胃。方中焦白术、七香饼、香附、新会皮、木香、郁金等，疏肝理气，健运脾胃，半夏、吴茱萸配竹茹降气止呕。二诊脘胀、结瘕缓解，但出现面黄，月事不行，则为气血失和，故以川楝肉、香附、木香、新会皮、佛手等疏肝理气，且川楝肉有疏肝清热之功，治疗里热之证，当归、白芍、川芎、延胡索等养血活血，砂仁、南楂炭和胃。

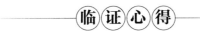

临证心得

对于脘胀结瘕之证，临床以气机郁滞多见，故疏肝理气，调畅气机为治疗大法，气滞往往血行不畅，适当佐以行血之品，有利于气血调畅；当气滞生热，热较轻时，可选用川楝子，既疏肝，又清热，一药双效。

二六、咳呛痰沫

杨右　咳呛经久，呕恶痰沫，月事不转，迄今五月，姑以和中理肺为治。

南沙参三钱　炙桑皮三钱　云茯神四钱　新会皮一钱五分　白杏仁三钱　真

川贝_{一钱五分} 炒枳壳_{一钱五分} 方通草_{四分} 粉前胡_{一钱五分}

加炒竹茹_{一钱五分}，鲜佛手_{一钱五分}。

脉数经停，呕恶咳呛、心悸均减，再以和中理肺为治。

北沙参_{三钱，米炒} 川石斛_{三钱} 白茯神_{辰炒①，拌，三钱} 新会皮_{一钱五分} 炙远志_{一钱五分} 柏子仁_{三钱} 光杏仁_{三钱} 炒白术_{一钱五分} 炒子芩_{一钱五分}

加淡竹叶_{一钱五分}，辰灯心_{五扎}。

点 评

咳呛经久，呕恶痰沫，为咳嗽迁延日久，肺阴亏虚，肺失宣降，以南沙参清润肺阴，配伍竹茹、陈皮、桑白皮化痰，杏仁、枳壳、佛手、通草降气通气，共达化痰、降气、止咳之效，茯神配陈皮，健脾燥湿，兼备安神，全方润肺止咳、健脾化痰为主，使肺阴得濡，痰湿得消，气血和调，有利于月事和调。二诊时咳呛、心悸均减，但仍未痊愈，提示方证基本相应，为了增强治疗心悸的作用，在原方的基础上，加重安神之剂，如远志、柏子仁、辰砂等，并加淡竹叶、灯心草清心安神，治疗痰热扰心的心悸。

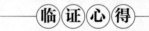

见"症"不治"症"，而是见"证"治"证"，本例患者虽有"月事不转"的表现，而全方中没有用直接的调经药物，如当归、川芎、白芍、红花等，而是从调节肺脾功能、平衡人体机能的角度治疗。

二七、咳逆喑哑

丁左　咳呛气逆，喑哑胁痛，左胁结痞，按脉沉弦。此由劳倦伤气，肺气上逆所致，姑以和中降气为法。

---

① 辰炒：用辰砂拌炒。

嫩西芪炒，二钱　防风梗一钱五分，同炒　生白术一钱五分　云茯苓四钱　新会皮一钱五分　甜杏仁三钱　川贝母一钱五分　冬瓜子三钱　款冬花一钱五分

加凤凰衣一钱，净蝉衣一钱五分。

咳逆、胁痛、音哑并愈，盗汗亦止，惟脘胀未舒，纳呆脉弦，再以和中健胃为法。

炒於术一钱五分　云茯苓四钱　新会皮一钱五分　仙半夏一钱五分　白杏仁三钱　川贝母一钱五分　炒枳壳一钱五分　全瓜蒌四钱　炒谷芽四钱

加砂仁壳四分，玫瑰花三朵。

回 点　评

患者劳倦过度，损伤脾肺，卫表不固，肺气亏虚，易感外邪，气虚则易汗出，故以黄芪、防风、蝉衣固表止汗、疏邪，白术、茯苓、健脾燥湿，以治"生痰之源"，陈皮、杏仁、冬瓜子燥湿化痰，降气止咳，凤凰衣、浙贝滋阴清热，润肺止咳。二诊时前证愈，但出现脘腹胀满，纳呆，为胃失和降，治宜健脾和胃为主，兼降肺胃气，方中炒白术、茯苓健脾，法半夏、枳壳、陈皮、砂仁、玫瑰花和胃降气，杏仁、川贝、瓜蒌降气化痰。

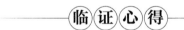

临证心得

喑哑的临床病机一般分为"金实不鸣"和"金破不鸣"，故治疗当辨病之新久和虚实。"金实不鸣"者，为外邪侵袭或痰浊阻滞，故治疗当疏散外邪，或化痰降浊；"金破不鸣"者，多为肺肾阴虚，津液不能上承，失于濡润，故滋养肺肾之阴，为久病喑哑的主要治法。

二八、肾不纳气

宋左　咳呛喘逆，嗳气纳呆。此由中气内亏，肺气失降，肾气上浮所致，姑以和中纳气为法。

炒潞党一钱五分　真坎炁①酒洗，一钱　菟丝饼三钱　沙苑子三钱　怀牛膝炒，三钱　白茯苓四钱　新会皮一钱五分　冬瓜子三钱　真川贝一钱五分

加带皮杏仁三钱，凤凰衣一钱。

咳呛喘逆、嗳气均减，按脉沉细，形瘦畏寒。中气尚亏，脾不输津，摄纳无权所致，再以培中摄纳。

炒潞党二钱　真坎炁酒洗，一钱　白石英煅，三钱　沙苑子三钱　菟丝饼三钱　怀牛膝炒，三钱　云茯苓四钱　新会皮一钱五分　真川贝一钱五分

加凤凰衣一钱，银杏肉三钱。

点　评

患者以咳喘、嗳气纳呆为主要临床表现，为肺脾气虚，肾不纳气，治宜补肾、益肺、纳气平喘，方中坎炁（又名脐带）、菟丝子、怀牛膝补肾纳气，党参、茯苓、凤凰衣健脾益肺，陈皮、冬瓜子、川贝、杏仁等化痰止咳平喘。二诊时，咳喘减，形寒肢冷，脉见沉细，沉主里，细主虚，治疗仍以上方减性凉冬瓜子，酌加性温白石英，加强温肾平喘之功。

临证心得

喘逆之证临床当辨外感和内伤，对于内伤喘证，当从肺肾亏虚入手，肺虚则肺不能主气司呼吸，肺气不降，上逆而喘；肾虚则肾不纳气，气不能下归于肾，呼吸表浅而喘。

二九、咳逆胁痛

杨左　咳呛气逆、胁痛均减，泛恶亦止，按脉沉数，再以清金制木为法。

北沙参米炒，三钱　川石斛三钱　云茯苓四钱　新会皮一钱五分　法半夏一钱五分　白杏仁三钱　川贝母一钱五分　海浮石四钱　粉甘草三分

---

① 坎炁（qì气）：脐带的别名。甘、咸、温。具有益肾、纳气、益气血敛汗之功。

加凤凰衣一钱，炒竹茹一钱五分。

点　评

　　患者有咳呛气逆、胁痛、脉数表现，提示木火炽盛，上灼肺金，左升太过，右降不及的证候。金不制木者，当清肺降气以降肝木。方中北沙参、石斛、凤凰衣清润肺金，茯苓、陈皮健脾燥湿以治痰源，法半夏、陈皮、杏仁燥湿化痰，降气止咳，川贝、竹茹、海浮石等清化热痰，甘草调和诸药。

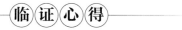

　　生克制化是脏腑之间的相生相克、相辅相成关系的重要体现，肝与肺为"我克"和"克我"，即"金克木"的关系，今金不能克木，故首当从治肺金入手，恢复脏腑间生理的生克制化的关系。

三〇、疟母攻痛

　　杨左　疟母攻痛，脘腹胀满愈发愈甚，按脉沉弦。当从肝脾疏和，否则恐成单腹，慎之。

　　焦冬术一钱五分　焦枳实一钱五分　法半夏一钱五分　新会皮一钱五分　炒小朴一钱　花槟榔一钱五分　广木香四分　香橼皮二钱　大腹皮三钱

　　加白蔻仁后入，四分，官桂四分。

点　评

　　疟母，为疟疾久延不愈，致气血亏损，瘀血结于胁下，并出现痞块的病证。故《医宗金鉴·杂病心法要诀》中说："痃疟经年久不愈，疟母成块结癖癥。"今患者表现为疟母攻痛，脘腹胀满愈发愈甚，脉沉弦，为肝郁气滞，肝气乘脾，肝脾不和，治疗当以疏肝健脾，方中炒白术、白豆蔻健运脾胃，焦枳实、陈皮、槟榔、木香、香橼、大腹皮、半夏，疏肝理气和胃，消结散满；官桂方中量少，主要取其温通之性，利于气机畅达。

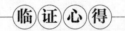临证心得

疟母为临床顽疾，临床当缓消缓攻，分步分期治疗，本案中首先疏肝健脾，体现了顽疾缓图的思想；人体的气血，得温则行，遇寒则凝，方中少佐肉桂，是方中的亮点，利于运行气血，有助于治疗疟母。

三一、咳逆吐红

张左　咳呛气逆，吐红复发，按脉沉弦。此由肝阳上逆，肺失下降所致，姑以和中降气为法。

杜苏子三钱　紫降香五分　茜草根三钱，炒　怀膝炭三钱　白杏仁三钱　川贝母一钱五分　川郁金一钱　辰茯神四钱　墨旱莲三钱

加藕节炭四钱，参三七六分。

咳呛气逆、吐红复发，按脉沉细。此由肝阳上逆，肺失清肃，姑以降气化瘀为治。

南沙参三钱　杜苏子三钱　茜草根三钱　怀膝炭三钱　川郁金一钱　白杏仁三钱　真川贝一钱五分　辰茯神三钱　生白芍三钱

加辰灯心五扎，参三七四分。

四肢酸痛，逢骱①尤甚，已经三月有余，姑以渗湿通络为法。

补骨脂三钱，盐水炒　炒杜仲三钱　炒川断二钱　怀牛膝炒，二钱　秦艽肉一钱五分　宣木瓜二钱　鸟不宿②三钱　原红花六分　全当归三钱

加络石藤三钱，梧桐梗四钱，湿炒。

症情颇逸，咳呛喘逆较前颇减，按脉沉细，再以和中理肺、降气化痰为法。

炒潞党一钱五分　杜苏子三钱　新会皮一钱五分　白杏仁三钱　真川贝一钱五分　白茯苓四钱　冬瓜子三钱　款冬花一钱五分　白石英煅，三钱

---

① 骱（jiè介）：古解剖部位名称。指骨节间相接之处，即关节。

② 鸟不宿：即鹰不泊。苦、辛、温。具有祛风、利湿、活血、止痛之功。

加凤凰衣一钱，银杏肉三钱。

点 评

初诊患者咳呛气逆，吐血复发，脉沉弦，为左升太过，右降不及，即肝阳上逆，肺失下降，治疗当降肺胃之气为主，兼疏降上逆肝气。方中苏子、降香、杏仁、川贝母，降肺胃之气，茜草根、藕节炭、三七活血止血，川郁金疏肝理气，辰茯神潜镇，配伍怀膝炭引血下行，并兼止血，墨旱莲性凉而滋养肝肾之阴，求得滋阴制阳的目的。二诊时患者原证复发，脉见沉细，沉主里，细主虚，为肺阴亏虚，虚火伤血络，且因久病多瘀，故在滋阴降气中，配伍化瘀止血。三诊患者表现为四肢关节疼痛，脉见沉细，沉主里，细主湿，为肝肾亏虚，湿邪痹阻经络，方中以补骨脂、杜仲、川断补益肝肾，怀牛膝、秦艽、木瓜、络石藤、梧桐梗、乌不宿等祛风除湿止痛，红花、当归活血化瘀定痛。

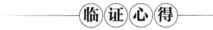

对于血从口出者，当辨咳血和吐血，即辨别病位在肺和胃，本证"吐血"乃为病位在肺，为肝气犯肺，血随气逆而咳血，故治疗当以降肺气，佐以疏肝，酌加止血之品；对于痹症，祛风除湿为其主要治法，但临床当辨行痹、痛痹、着痹的不同，对于久痹患者，往往伴见肝肾亏虚，故方中酌加培补肝肾之品，如补骨脂、杜仲、川断、怀牛膝等。

三二、咳喘腹痛

陈左 气喘得平，少腹隐痛较前颇痊，按脉沉弦，再以疏肝通气为治。

川楝子三钱 元胡索一钱五分 淡吴萸四分 广木香四分 制香附三钱 新会皮一钱五分 沉香片四分 川郁金一钱 制朴花八分

加白蔻仁后入，四分，鲜佛手一钱五分。

诸恙均安，惟咳呛、少腹隐痛减而未已，按脉沉数，再以和中理肺为法。

北沙参三钱，米炒　川石斛三钱　云茯苓三钱　新会皮一钱五分　仙半夏一钱五分　甜杏仁三钱　真川贝一钱五分　川郁金一钱　广木香四分

加玫瑰花三朵，八月札一钱五分。

点 评

患者以咳喘腹痛为主症，现经治疗后好转，现脉弦，仍以舒畅气机为主，如川楝子、木香、香附、陈皮、沉香、厚朴花等疏肝理气，酌加延胡、郁金二药血中求气，同时郁金性寒，防止大队香燥药过于温燥伤阴；药后，咳呛、少腹隐痛仍未彻底痊愈，从健脾理肺入手，方中北沙参、石斛润肺，半夏、陈皮、茯苓为二陈汤主药，健脾燥湿，配伍玫瑰花、八月札疏肝理气和胃，配伍杏仁、川贝止咳化痰，方中酌加郁金行气活血，血行有利于气行。

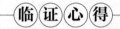

咳喘病位在肺，腹痛病位一般在脾，肺脾同病者，健脾疏肝，调畅气机为常用之法，脾肺为母子关系，培土生金，健脾理肺，有利于脾肺双调，相辅相成；气血之间生成上相互转化，运行上相互促进，在理气剂中酌加活血药，更有利于气之运行，调畅气机。

三三、咳呛痰黏

祖左　环跳疽[①]溃久不敛，又兼咳呛痰黏，气机不舒，按脉涩数。此由真阴内亏，虚火燥金所致，姑以和中理肺、养营通络为法。

炒潞党一钱五分　杜苏子三钱　新会皮一钱五分　甜杏仁三钱　真川贝一钱五分　云茯苓三钱　款冬花一钱五分　冬瓜子三钱　秦艽肉一钱五分

加丝瓜络三寸，凤凰衣八分。

咳呛气逆较前渐减，里热溺赤，按脉沉数。此由中气内亏，浊痰阻

---

① 环跳疽：病名。即发于环跳穴的附骨疽。

气，肺气上逆所致，再以和中降气为治。

炒潞党三钱　旋覆花包，一钱五分　煅代赭三钱　杜苏子三钱　新会皮一钱五分　云茯苓三钱　怀牛膝三钱　真川贝一钱五分　甜杏仁三钱

加沉香屑四分，银杏肉三钱。

症情渐逸，咳逆亦平，里热胃呆，按脉沉数。此由中虚脾不输运，肺失清肃所致，再以和胃理肺为法。

北沙参三钱，米炒　川石斛三钱　云茯苓三钱　新会皮一钱五分　仙半夏一钱五分　甜杏仁三钱　真川贝一钱五分　炒谷芽三钱　火麻仁四钱，打

加鲜佛手一钱五分，川郁金一钱。

点　评

环跳疽溃久不敛，呛痰黏，脉涩数，为肺肾阴虚，灼阴为痰，痰阻于肺，肺失宣降，故治疗当填补真阴、润肺化痰、降逆止咳为主。患者初诊时以炒潞党、茯苓、凤凰衣补脾益肺，以苏子、陈皮、杏仁、川贝、款冬花和冬瓜子止咳化痰，秦艽配伍丝瓜络通路，兼清虚热，且二诊时仍以降肺气和中为主；经过前两诊后，病情趋于缓解，但里热和胃纳依旧，故以滋阴清热，和胃降气为法，方中北沙参、石斛、郁金等滋阴清热，半夏、陈皮、茯苓取二陈汤之意，燥湿化痰，再合杏仁、川贝、佛手等润肺、降气、止咳，炒谷芽健运脾胃。

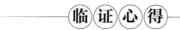

骨疽溃久不敛者，一般提示脾肾亏虚，正气不足，气血双亏，邪伏难去，扶正祛邪是根本之法，临床治疗颇为棘手，当辨气、血、阴、阳亏虚主次，权宜轻重，往往可配合外治之法，内外兼治，综合治疗。

三四、咳逆便泄

沈右　咳呛痰沫、气逆呕恶、腹痛便泄较前均减，里热形瘦，月事不转，按脉沉数，姑以和卫理肺为法。

真西芪 [1] 三钱　防风梗一钱五分　炒白术一钱五分　扁豆皮三钱　新会皮一钱五分　甜杏仁三钱　真川贝一钱五分　款冬花一钱五分　云茯苓三钱

加银杏肉三钱，淮小麦三钱。

腹痛泄泻、呕恶皆止，咳呛痰黏，里热盗汗，月事不转，再以和中保肺为法。

真西芪三钱　防风梗一钱五分，同炒　炒白术一钱五分　云茯苓三钱　新会皮一钱五分　仙半夏一钱五分　甜杏仁三钱　真川贝一钱五分　款冬花一钱五分

加银杏肉三钱，鲜佛手一钱五分。

点 评

本证以咳逆便泄为主症，为肺脾同病，治疗当肺脾同调；形瘦提示正气不足，肺气不足，卫表不固则汗出，脾虚运化失司，生血乏源则月事不转。方中以黄芪、防风、白术等组成玉屏风散，益卫固表；以茯苓、白术、扁豆衣、陈皮、淮小麦等健脾燥湿，行气和胃止呕，既治疗生痰之源，又治疗脾虚泄泻，也可兼顾胃气上逆证；杏仁、川贝、款冬花、银杏等降肺止咳。二诊时腹痛泄泻、呕恶皆止，但咳痰，里热盗汗，月经不调仍不除，提示肺脾仍虚，故在原方中去淮小麦，加半夏降逆化痰止咳，又加佛手疏肝理气，调畅气机。

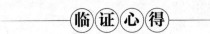

对于咳逆便泄症，临床当辨表里、虚实和寒热，本证为脾肺不足的里虚证；不能见"月事不转"就用活血化瘀法治疗，临床当辨虚实，本证为脾虚气血乏源导致，故以健运脾胃为治。

---

① 芪：原作"莲"，据文义改。

三五、脘胀便溏

查左　阴疟以来，脘胀腹膨，便溏溺赤，咳呛气急，右手酸痛，举动不舒，姑以疏中通络为法。

嫩西芪三钱　防风梗一钱五分　炒白术一钱五分　云茯苓四钱　新会皮一钱五分　仙半夏一钱五分　焦白芍三钱　制香附三钱　扁豆皮炒，三钱

加煨木香后入，四分，砂仁壳四分。

脘胀腹膨、结痞皆松，咳呛气逆、盗汗亦减，便溏脉弦，再以和卫调中为法。

西绵芪三钱　防风梗一钱五分，同炒　生於术一钱五分　云茯苓四钱　新会皮一钱五分　法半夏一钱五分　炒枳壳一钱五分　沉香屑四分　广木香四分

加丝瓜络三寸，淮麦三钱。

点　评

"脾为生痰之源，肺为储痰之器"，脾气亏虚，运化失职，水湿停聚不化而为痰。腹胀、便溏为脾气亏虚，痰湿内蕴于肺，肺失清疏则咳而气急，脾病及胃，胃失和降则脘胀不适；阴疟久羁，正气不足，卫表不固，表现为盗汗，且易招致湿邪阻滞经络，经气不利，脉络不通，则表现为肢体关节酸痛，活动不利。治疗当益卫固表，燥湿化痰，理气和胃。方中黄芪、防风、白术为玉屏风散，益卫固表止汗；半夏、陈皮、茯苓为二陈汤主药，配伍扁豆皮，燥湿化痰；香附、木香、砂仁理气和胃；全方在辛香的理气药中酌加酸敛阴柔的白芍，散中有收，勿使辛散太过，同时，白芍还具有缓急止痛的作用，治疗关节屈伸不利。

临证心得

肺脾为母子关系，脾失健运，聚湿生痰，内归于肺，是咳嗽证的常见病机，二陈汤是临床治疗痰湿咳嗽的主方；"合方治疑难"，本证采用玉屏风散合二陈汤化裁，扶正祛邪兼备，标本兼治；全方加用白芍，颇有深意，值得仿效。

三六、气喘痰黏

吴左　气喘有年，愈发愈密，痰黏不爽，按脉沉数。此由中虚挟湿，浊痰阻气，肺气失宣所致，姑以和降。

炒潞党一钱五分　旋覆花包，一钱五分　煅代赭四钱　杜苏子三钱　新会皮一钱五分　法半夏一钱五分　光杏仁三钱　川贝母一钱五分　云茯苓四钱

加沉香片四分，银杏肉三钱。

点　评

患者气喘，当属肺气宣发肃降失宣；得病多年且发作越来越频繁，更有脉象沉数，"久病多虚"，痰黏不爽，表明痰湿中阻，"肺为贮痰之器，脾为生痰之源"，脾虚失于运化，痰湿内生，浊痰上阻于肺，致肺失宣降；此乃中虚挟湿，浊痰阻气，肺气失宣所致。故治疗当以和中健脾，化痰降气；炒党参入手、足太阴经，既补肺益气，又和中健脾；旋覆花辛开苦降，微温而降气化痰平喘，又消痰行水助脾运化；二者合用一补一攻，标本兼治。代赭石下气降痰，既可清火，又和全方防温燥太过；苏子质润，功擅降气消痰；陈皮性燥，长于理气化痰；二者相伍为用，燥润并施，则燥不伤阴、润不留痰，共奏化痰止咳、降气定喘之效。半夏燥湿化痰、降气平喘；光杏仁润燥化痰、补肺止咳；二者合用，既攻补兼施，亦燥润并重，止咳平喘之功效更著；川贝甘润可清热润肺，化痰止咳；茯苓甘淡，健脾渗湿；两者配伍和中健脾，化痰渗湿，止咳平喘，有"培土生金"之效。加入沉香、银杏，纳气收敛，兼顾患者病程日久，脾肾久虚，水饮停积，上乘肺经，咳嗽短气。全方体现了攻补兼施、标本兼治、润燥相济、培土生金的治法。

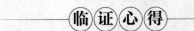

久病不愈的疾病在攻邪气的同时要注意顾护脏腑，攻补兼施、标本兼治；药物配伍要注意药性，不可温燥太过，又不能苦寒伤人，也不可滋腻

生痰湿；治疗多考虑根据脏腑之间关系，如"培土生金"等理论，统筹兼顾。

三七、阴疟脘胀

吴左　阴疟以来，疟母攻痛，脘胀胁痛，咳呛痰黏，按脉沉细。此由肝脾不和，虚火燥金所致，姑以和中理肺为法。

北沙参三钱，米炒　川石斛三钱　云茯苓四钱　杜苏子三钱　白杏仁三钱　真川贝一钱五分　新会皮一钱五分　沉香屑四分　全瓜蒌三钱

加砂仁壳四分，炒竹茹一钱五分。

阴疟截早，脘胀结痞，里热纳呆，形黄溲赤，按脉沉数。此由湿郁阻气，分清失司，姑以和中渗湿为法。

川石斛三钱　带皮苓三钱　粉猪苓三钱　炒泽泻三钱　新会皮一钱五分　法半夏一钱五分　焦枳壳一钱五分　大腹皮三钱　广木香四分

加砂仁壳四分，荷叶一角。

腹膨作胀，结痞攻痛，里热形瘦，便溏带红，按脉沉弦，姑以和中调营为法。

炒於术一钱五分　香附炭三钱　黑地榆三钱　炒槐米三钱　焦赤曲三钱　制半夏一钱五分　新会皮　椿根皮　卷柏炭

加煨木香后入，四分，红枣三枚。

🖰 **点　评**

女性患者罹患阴疟，久疟不愈，攻窜作痛，脉沉细，当属疟之日久，邪气入里，脏腑虚损；肝失疏泄，而见脘腹、胁肋胀满疼痛；肝阴亏虚火旺而乘脾土，脾虚运化失司，故痰浊内生；并反侮肺金，肺失润而燥，肺失肃降，故呛咳痰黏。此乃肝脾不和，虚火燥金所致，治疗则宜标本兼治，疏肝健脾、补益和中为本，理气化痰、止咳平喘为标，软坚散结、攻补兼施。北沙参入手、足太阴经，养阴清肺，祛痰止咳；石斛入肺、胃经，滋阴清热；茯苓健脾和中，甘淡渗湿；苏子、杏仁、川贝质润，可润

肺燥，化痰降气，止咳平喘；陈皮入肺，脾经，可理气健脾，燥湿化痰；沉香行气止痛，纳气平喘；瓜蒌清热化痰，利气宽胸，散结消痈；加之砂仁芳香行散，降中有升，竹茹清热化痰。在阴疰早期治疗，脘腹胀满，内结痞块，自觉里热，消化不良、食欲不振，形体泛黄小便赤，按脉沉数；此为湿邪郁阻气分，蕴湿生热，脾分清失司所致；治宜和中渗湿，方用茯苓、猪苓、泽泻、渗湿利水；"气能行津"陈皮、半夏、木香、沉香、砂仁行气利水、消痞除满；石斛、荷叶清热化湿。阴疰而见去全腹胀满膨隆，内结痞块，攻窜作痛，里热形瘦，便溏带红，按脉沉弦，当属疰入营分，治疗当以中调营为法；白术配以红枣补脾健胃、燥湿利水；香附炭疏肝解郁，理气宽中配伍赤曲健脾消食、活血化瘀，以达"行气先行血"之效；地榆、槐米、椿根、卷柏炭凉血、收敛止血；陈皮、半夏、木香行气消痞除满。

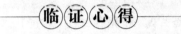

临证心得

　　阴疰的诊断要明确其发展过程，辨明卫气营血的状态；辨病史新久，明寒热。治疗上以和中为基调，强调健脾和中，标本兼治，攻补兼施，气血并调。

三八、阴疰腹膨

　　何左　阴疰发病，腹膨作胀，气攻欲痛，溺赤形黄，湿郁阻气，渐成疰臌，姑以疏和。

　　焦冬术一钱五分　淡吴萸四分　煨益智一钱五分　制半夏一钱五分　新会皮一钱五分　焦枳壳一钱五分　香橼皮二钱　大腹皮三钱　茯苓皮四钱

　　加沉香片四分，水姜皮二片。

　　脘胀腹膨、攻痛皆松，形黄渐退，按脉沉细。虚中挟湿，湿郁阻气，脾不输运，再以和中抑木为法。

　　炒於术一钱五分　茯苓皮炒，三钱　扁豆皮炒，三钱　新会皮一钱五分　香橼皮二钱　焦薏皮三钱　炒枳壳一钱五分　淡吴萸四分　煨益智一钱五分加白蔻仁四分，官桂四分。

▣ 点 评

阴疟病发时，腹部胀满膨隆，胀气攻窜作痛，尿红赤，形体泛黄，此乃湿邪郁阻气机，日渐形成疟疾膨隆，治疗当疏肝和中；冬术、茯苓健脾益气，燥湿利水；吴茱萸疏肝下气止痛，温中燥湿；制半夏、陈皮、沉香、焦枳壳、香橼皮、大腹皮，行气消痞除满；益智、水姜皮益脾和胃。药后症减，二诊时，脉象沉细，此乃虚中挟湿，湿郁阻气，脾不输运，治疗当再以和中抑木为法；加之扁豆、砂仁、焦萎皮、白蔻仁等行气和胃之药，以达扶土抑木之效；佐以官桂补火助阳，散寒止痛，温通经脉。

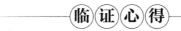

阴疟腹膨之证，诊断时，应在病史上辨新久，病机上辨虚实、明寒热，治疗上标本兼治，依据脏腑生克制化的理论，肝脾并调，但要明确是疏肝还是抑木。

三九、寒热往来

蒋左　寒热类疟，头疼脘闷，周身酸痛，姑以和解。

广藿一钱五分　青蒿一钱五分　兰草一钱五分　新会皮一钱五分　法半夏一钱五分　炒枳壳一钱五分　炒小朴一钱　带皮苓四钱　朱滑石四钱

加青木香五分，白蔻仁四分。

类疟头疼、骨楚并愈，脘满纳呆，再以和胃疏中为法。

川石斛三钱　白茯苓三钱　新会皮一钱五分　法半夏一钱五分　炒枳壳一钱五分　焦萎皮三钱　沉香片四分　川郁金一钱　方通草四分

加鲜佛手一钱五分，荷梗尺许。

⊡ 点 评

寒热往来似疟疾，头疼、脘腹满闷、周身酸痛，此乃邪入半表半里，当和解少阳；藿香、兰草芳香化湿，醒脾和胃，发表解暑；青蒿实热、虚热皆能清，更有截疟、退黄之效；半夏、陈皮、小朴、枳壳、木香、豆蔻行气消痞除满；带皮苓、朱滑石淡渗利湿。二诊时，药后症减，脘腹痞满、纳呆，乃邪气入里，气机郁阻，治疗当以和胃疏中为法；石斛、茯苓健脾和胃化湿，荽皮、沉香下气、和胃；郁金、佛手行气解郁，通草、荷梗甘淡利湿。

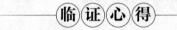

寒热往来，胸胁苦满，默默不欲饮食……此乃少阳病主症，疟疾亦有寒热往来之症，而这主要差别是前者无定时、后者有定时，治疗时二者可互相参考。根据脾胃症状变化判断邪气是否入里。

四〇、疟母肿胀

柳左　疟后失调，腹膨足肿，囊胀形黄，疟母攻动。姑以和脾渗湿、疏肝理气为法。

炒冬术一钱五分　淡吴萸四分　煨益智一钱五分　制香附三钱　新会皮一钱五分　制半夏一钱五分　制朴花一钱　炒枳壳一钱五分　广木香四分

加白蔻仁四分，官桂六分。

足肿囊胀稍瘥，惟疟母仍然攻动，脘腹膨胀，气机不舒，按脉沉濡，再以和中理气为法。

焦白术一钱五分　新会皮一钱五分　瓜蒌皮二钱　香橼皮二钱　枸橘李一钱五分　制香附三钱　焦枳壳一钱五分　冬瓜皮二钱　川郁金一钱

加阳春砂四分，路路通三枚。

回 **点 评**

疟疾发展到后期，脏腑失调，腹部膨隆，足部水肿，阴囊胀痛，形体泛黄，此乃疟疾日久，邪气入里，疟母攻窜作痛；治疗当健脾渗湿，疏肝理气；炒冬术、煨益智、官桂脾肾同调，淡渗利湿；吴萸、香附入肝经，疏肝解郁；半夏、陈皮、焦枳壳、制朴花、木香和豆蔻，行气消痞除满。二诊时，诸症稍减，惟疟母仍然攻窜作痛，脘腹膨胀，气机不舒，脉沉濡，此乃中焦不和，气机郁阻，"不通则痛"。治疗当和中理气；用瓜蒌皮、香橼皮、枸橘李、冬瓜皮、郁金、路路通等气药，以增强理气解郁、消胀除满之功；阳春砂行气宽中又健脾化湿。

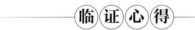

临证心得

疟母乃疟邪夹血依痰而结，治疗当以活血化瘀、软坚散结为主，但是以症而辨，久病及血。"气行则血行"，应考虑行气理气为主，以顾护中焦为本，兼顾补益虚损脏腑。

四一、疟后腹膨

戴左　疟后腹膨，按之如鼓，胀满纳呆，按脉沉弦，姑以和脾疏肝为治。

焦冬术一钱五分　淡吴萸四分　煨益智一钱五分　大腹皮三钱　制香附四钱　新会皮一钱五分　制半夏一钱五分　焦瓜蒌三钱　焦枳壳一钱五分　茯苓皮一钱五分　香橼皮二钱　制朴花八分

加白蔻仁后入，四分，官桂四分。

腹满作胀，渐次下行，便结未通，溲溺短少，按脉沉数，湿郁阻气，气化不宣，再以疏中通腑为法。

生於术一钱五分　茯苓皮四钱　新会皮一钱五分　香橼皮二钱　焦蒌皮三钱　大腹皮三钱　火麻仁三钱　郁李仁三钱　白杏仁三钱

加沉香屑四分，广木香四分。

点 评

　　疟疾后期腹部膨隆胀满，按之如鼓，纳呆，按脉沉弦，乃肝脾肾功能失调，气滞停于腹中，应以和脾疏肝为治；冬术、茯苓健脾益气，燥湿利水；吴茱萸、香附疏肝下气止痛，温中燥湿；制半夏、陈皮、制朴花、焦枳壳、香橼皮、大腹皮、白蔻，行气消痞除满；煨益智、官桂脾肾同调，淡渗利湿。药后症减，二诊时，脉象沉数，大便干结不通，小便短少溲赤，此乃湿郁阻气，气化不宣，郁而化热，治疗当再以"通"为法；火麻仁、郁李仁、白杏仁润燥化湿，泄热通便，使湿热有所出，气有所通。

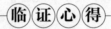

　　疟后腹膨之证，类似鼓胀之气鼓，乃气滞不化，水湿内阻当以理气化湿为主；发展到后期郁而化热当以"通"为用，通腑泄热，疏肝理气。诊断时，应在病史上辨新久，病机上辨虚实，标本兼治。

四二、脘满纳呆

　　任左　脱力[1]伤气，气虚挟湿，以致脘满纳呆，神疲肢软，溺黄脉数，姑以疏中渗湿为法。

　　川石斛三钱　带皮苓二钱　粉猪苓二钱　炒泽泻三钱　新会皮一钱五分　法半夏一钱五分　炒米仁四钱　焦枳壳一钱五分　朱滑石四钱

　　加砂仁壳四分，荷梗尺许。

　　脘胀已松，胃纳渐醒，按脉沉细，再以疏和。

　　川石斛三钱　辰茯神三钱　新会皮一钱五分　法半夏一钱　焦枳壳一钱五分　大腹皮三钱　香橼皮　广木香　沉香屑

　　加白蔻仁四分，玫瑰花三朵。

———————

[1]　脱力：疲劳过度，体力不支。

点 评

　　劳倦过度元气大伤，气虚则水停易夹痰湿而蕴热，而见脘腹胀满，纳呆，神疲乏力，肢体软弱无力，小便黄，脉数治疗宜疏中行气，健脾渗湿；石斛、荷梗清热化湿；茯苓、米仁健脾益气，和胃消食；猪苓、泽泻、滑石利尿通淋，清热祛湿；陈皮、半夏、枳壳、砂仁行气化湿，除痞消胀；全方标本兼治，以行气、渗湿、清热为标，以健脾益气、和胃为本。待脾醒胃和，消化功能逐渐恢复后，脉象沉细，当以疏通气机、和胃为主；用大腹皮、香橼、木香、沉香、白蔻仁、玫瑰花行气宽中，开胃消食。

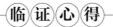

　　脘满纳呆即胃脘胀满，消化不良，食欲不振。"腑以通为顺"，治疗当行气和胃，标本兼治，在"通"胃气的同时，更要醒脾开胃，"养"胃气。

四三、淋浊经久

　　金左　淋浊经久，溲溺不爽，按脉沉数。湿邪阻气，分清失司，姑以和中分利为法。

　　川石斛三钱　带皮苓三钱　粉猪苓三钱　炒泽泻三钱　新会皮一钱五分　川草薢三钱　炒米仁三钱　方通草五分　甘草梢五分

　　加淡竹叶一钱五分，辰灯心五扎。

　　淋浊较前颇痊，溲溺屏[①]痛亦松，按脉沉数。湿郁阻气，分清失职，再以和降渗湿为法。

　　细生地四钱　炒丹皮一钱五分　炒泽泻三钱　川草薢三钱　益智仁三钱　怀山药三钱　赤茯苓三钱　川石斛三钱　朱滑石三钱

　　加石韦二钱，甘草梢五分。

---

　　①　屏：据文义，疑为"尿"。屏痛当为尿痛。

回 点 评

小便困难,尿液浑浊不清日久,溲赤不爽,脉象沉数,此乃脾分清失司,湿邪内阻,郁而化热,气行不畅所致;治疗当标本兼治,健脾化湿,分利小便;石斛、米仁、甘草健脾,清热,化湿;粉猪苓、泽泻、陈皮、草薢、方通草、淡竹叶、辰灯心利湿分清,通利小便,使湿热从小便而出。二诊时,药后症减,脉象沉数,治疗应用生地黄、山药、石斛清热、养阴顾护脾肾;"久病及血",丹皮、石韦清热凉血,活血化瘀,使瘀热从小便而出。

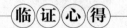

临证心得

小便不利,多为水湿运化不利,与肺、脾、肾三脏关系密切,结合症状与脉象,此患者为脾肾失司,应健脾化湿、利尿通淋;对于久病不愈的疾病注意"久病及血",同时,用药宜缓宜柔,不可峻药伤正。

四四、赤淋日久

沈右　赤淋滴点,不爽而痛,已经三月余,月事从此不转,按脉沉数。此由湿热伤阴,分清失司所致,姑以和阴清热为治。

细生地四钱　小蓟炭三钱　蒲黄炭三钱,包　黑山栀一钱五分　炒丹皮一钱五分　梗通草六分　朱滑石四钱　参三七六分　甘草梢五分

加藕节炭四钱,血余炭包,三钱。

赤淋屏痛较前已松,按脉沉细,再以和营清泄为法。

原地炭四钱　黑归身三钱　焦白芍三钱　白川芎一钱　炒阿胶一钱五分　北艾炭一钱　小蓟炭三钱　蒲黄炭三钱　甘草梢五分

加藕节炭四钱,血余炭包,三钱。

回 点 评

尿中带血,淋漓涩痛,月经不调,已3个多月,脉象沉数,此乃湿热

蕴结膀胱，湿热伤阴动血，肠腑分清失司；当健脾和中，分清化湿，清热利尿；生地黄、甘草清热、养阴；蓟炭、蒲黄炭、黑山栀、参三七、丹皮、藕节炭、血余炭凉血止血，化瘀；梗通草、朱滑石清热，利尿通淋；全方使热可清，瘀可化，淋可通，同时养阴健脾益气。二诊药后症减，但脉象沉细，病入营分，当和营清泄；药用当归、阿胶补血养营，白芍、川芎入肝经养阴柔肝，又疏肝行气活血，刚柔并济。

———— 临证心得 ————

血淋多为脾失运化、分清失司，瘀、热、湿三者胶着蕴结膀胱，治疗除了凉血止血、利尿通淋外，更要考虑活血化瘀，养阴和中，刚柔并济。

四五、脘胀结痞

高左　劳伤肝脾，脘胀结痞，形瘦里热，纳呆脉弦，姑以和中理气为法。

焦冬术一钱五分　淡吴萸四分　煨木香一钱五分　新会皮一钱五分　制半夏一钱五分　焦枳壳一钱五分　大腹皮三钱　川石斛三钱　白茯苓三钱

加茅花包，一钱五分，参三七四分。

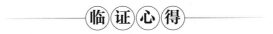

点 评

劳倦过度，内伤肝脾，肝脾不和则脘腹胀闷、痞满，形体消瘦、纳呆，脉弦，当疏肝健脾、和中理气；焦冬术、石斛、茯苓健脾益气，清热养阴；淡吴萸、木香、陈皮、半夏、焦枳壳、大腹皮行气消满除胀；形瘦里热则为气行不畅，瘀血内阻，药用茅花、参三七化瘀止血，活血定痛。

———— 临证心得 ————

脘胀结痞之证，世人多从脾胃而调，更应结合脉象、症状与病因结合脏腑病证理论，肝脾共治；肝主藏血，劳倦伤肝，多致血瘀内热，当活血化瘀。

四六、咳逆痰沫

高左　咳呛气逆，痰沫不爽，形寒微热，已经有年，姑以疏降涤痰为法。

炒潞党一钱五分　旋覆花包，一钱五分　煅代赭四钱　杜苏子三钱　粉前胡一钱五分　新会皮一钱五分　白杏仁三钱　真川贝一钱五分　云茯苓四钱

加沉香屑四分，凤凰衣一钱。

◎ 点　评

肺失肃降，则咳呛气逆；咳吐痰沫不爽，表明内有痰湿，气行不畅；自觉形寒却微热，多年，则有肺卫不固且阴伤之证；用药治疗当以旋覆花、煅代赭、杜苏子、粉前胡、陈皮、沉香等理肺降气，涤痰止咳；炒潞党、杏仁、川贝、茯苓、凤凰衣养阴，清肺；攻补兼施，标本兼治。

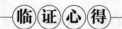

咳逆痰沫多年，定有阴伤，治疗上应攻补兼施，标本兼治。

四七、脘满气虚

梁左　劳倦伤气，气虚挟湿，湿邪阻遏中焦，脾不输运以致脘满膜胀[①]，能纳不运，姑以和中理气为法。

西绵芪三钱　防风梗一钱五分，同炒　炒白术一钱五分　云茯苓四钱　新会皮一钱五分　霞天曲炒，一钱五分　炒枳壳一钱五分　益智仁一钱五分　大腹皮三钱

加砂仁末四分，后入，淮麦三钱。

---

① 膜胀：症状名。胸膈胀满之意。多由脾失健运，消化不良，气机阻滞所致。

回 **点 评**

劳倦伤脾而致气虚，气虚则津液行而不畅则挟湿，湿阻中焦，脾胃运化失职，脘腹胀满，能纳不运，当标本兼治，攻补兼施；西绵芪、炒白术、云茯苓、霞天曲、益智仁、淮麦健脾益气，化痰祛湿；防风、炒枳壳、大腹皮、砂仁行气和胃，除满消胀；全方和中理气并举，标本兼治，攻补兼施。

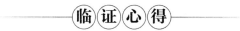

劳倦伤脾，脾为气血生化之源，故而气虚；"气能行津"，气虚则津液行而不畅，气虚挟湿，阻遏中焦，致脾胃运化失职，故治疗应标本兼治，攻补兼施，理气与和中并行。

四八、中搭手①

梁左　中搭手溃久不敛，脓水源源不已，骨节酸楚，姑以和营通络为法。

川石斛三钱　土贝母三钱　秦艽肉一钱五分　宣木瓜三钱　连翘壳三钱　云茯苓四钱　新会皮一钱五分　法半夏一钱五分　白杏仁三钱

加银杏肉三钱，野郁金一钱。

中搭手根盘肿痛颇退，脓水已爽，咳呛气急较前亦减，历节酸楚，再以柔养通络为法。

北沙参三钱　川石斛三钱　白茯苓三钱　新会皮一钱五分　法半夏一钱五分　光杏仁三钱　炒秦艽一钱五分　全当归三钱　粉甘草三分

加丝瓜络三寸，白果肉三钱。

---

① 中搭手：病名。又名龙疽、青龙疽。系有痈疽生于背中部膏肓穴处，手后伸于背中部正可搭着此部位。

点 评

青龙疽久溃不敛、脓水源源不已，当属邪入营分，脾虚气血生化不足；骨节酸楚疼痛，为风湿郁结经络；治疗当和营通络；药用川石斛、云茯苓健脾化湿，白杏仁、银杏肉、茯苓滋阴益气，秦艽肉、宣木瓜、连翘壳、新会皮、法半夏、野郁金祛风行气，化湿舒经，通络止痛。二诊药后症减，仍历节酸楚，当属阴伤经络失于濡养，再以柔养阴精通络为法；北沙参、川石斛、全当归、粉甘草更加重养阴之效。

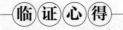

痈疽久溃不敛、脓水源源不已，应健脾、益气、养血促进血肉新生；骨节酸楚则为风、湿痹阻经络，应祛风、化湿、通络；中搭手久伤不愈，应攻补兼施。

四九、身热谵语

吴左　身热一候[①]，咳呛喘逆，痰黏胸膈，胁肋络痛，按脉沉数，寐不安寐，寐则谵语，便结溺赤。姑以和中理肺、降气化痰为法。

淡豆豉三钱　焦山栀一钱五分　鲜金斛四钱　白杏仁三钱，打　真川贝一钱五分　新会皮一钱五分　杜苏子三钱　冬瓜子三钱　辰茯神四钱

加嫩钩藤四钱，后入，淡竹叶钱半。

壮热得解，神识渐清，咳呛气逆、胁痛均减，按脉沉数，谵语得除。再以和胃清热、理肺祛痰为法。

鲜金斛四钱　天花粉三钱　黑山栀钱半　白杏仁三钱，打　真川贝钱半　连翘心三钱　元参心三钱　辰茯神四钱　朱滑石四钱

加淡竹叶二钱，辰灯心五扎。

---

① 一候：节候。五日为一候。

点 评

患者身热5日，咳呛喘逆，痰黏胶着于胸膈，胁肋络痛，此乃肺气失于肃降，痰邪阻于胸胁，脉络不通而痛，脉见沉数，寐不安寐，为热扰心神。治疗当和中理肺，降气化痰，佐以清心除烦。用药白杏仁、真川贝、杜苏子、冬瓜子、陈皮清热润肺，降气化痰；痰黏日久化热，痰热扰神，热入营血，则夜间睡不安定，寐则谵语，大便干结，小便溲赤；淡豆豉、焦山栀、辰茯神、淡竹叶宣发郁热，清心除烦；鲜金斛养阴健脾，清热；钩藤清热平肝，息风通络。二诊，药后症减，再以和胃清热、理肺祛痰为法，天花粉、连翘心清热泻火，生津止渴；辰灯心、朱滑石清热，利尿；元参心滋阴降火，除烦解毒。

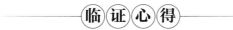

身热谵语痰邪为"始作俑者"，首当和中理肺，降气化痰，顾护胃气，药后症减，则再乘胜追击和胃清热，理肺祛痰；治疗过程抓住主要"矛盾"，再着力解决"标"症。

五〇、流注① 溃脓

查左　流注旋溃旋起，脓水甚多，伸屈不舒，难以举动，按脉沉数。此由湿热留络，络气痹阻，姑以养正通络为法。

炒潞党三钱　炒冬术钱半　云茯苓四钱　新会皮钱半　全当归三钱，酒炒　秦艽肉酒炒，钱半　连翘壳三钱　炒丹皮钱半　甘草节四分

加酒炒桑梗四钱，丝瓜络三寸。

流注肿痛渐退，举动伸屈稍愈，按脉沉细而数。营虚湿滞，络脉失宣，姑以和营通络为法。

生於术钱半　云茯苓四钱　全当归三钱　秦艽肉钱半，炒　宣木瓜二钱　五

---

① 流注：病名。即肢体深部组织的化脓性疾病。

加皮四钱　海桐皮三钱　桑寄生三钱　粉甘草四分

加丝瓜络三寸，嫩桑梗四钱，酒炒。

据述流注肿痛虽退，脓水亦少，良由疮久原虚，营阴暗耗，络脉失养所致，再以养正通络为法。

炒潞党钱半　炒於术钱半　云茯苓三钱　全当归三钱　东白芍三钱　秦艽肉钱半　宣木瓜二钱　炒泽泻三钱　益元散①四钱，包

加丝瓜络三寸，野郁金钱半。

📖 点 评

流注溃后又发，此起彼伏，脓水甚多，脉沉数当属湿热留连，正气虚损；肢体伸屈不舒，难以举动，为湿热留络，络气痹阻；故治疗应标本兼治，攻补兼施，以养正通络为要；炒潞党、炒冬术、云茯苓、全当归、甘草节健脾益气化湿，补血养阴清热，陈皮、秦艽肉、连翘壳、炒丹皮、酒炒桑梗、丝瓜络祛湿，行气，通络。二诊，药后症减，而见细脉此乃营虚湿滞，络脉失宣，应和营通络；生於术、桑寄生健脾益气，补益肝肾，和营养阴，木瓜、五加皮、海桐皮、桑寄生化湿舒筋。三诊，流注肿痛虽退，脓水亦少，此乃疮久原虚，营阴暗耗，络脉失养所致，治疗当再以养正通络为法；东白芍温阳祛湿，补体虚，健脾胃，益元散清暑利湿，野郁金活血止痛，行气解郁，清心凉血。

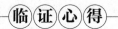
——临证心得——

流注本由脾胃弱，湿、痰、瘀、风留结肌肉骨筋间，治疗当以养正为本，通络止痛为标，标本兼治。

五一、伏饮呕逆

俞左　中气困顿，脾不输运，水谷之湿蓄而为饮，饮者阴也，水与气

———

① 益元散：又名六一散，取"天一生水，地六成之"之义。具有清暑利湿之功效。

也，姑以仲景法，辛以通之。

生於术^①钱半　茯苓皮四钱　川桂枝四钱　淡干姜四分　新会皮钱半　制半夏钱半　淡吴萸四分　荜澄茄八分　煨益智钱半

加七香饼钱半，荜拔^②八分。

伏饮渐消，呕逆得止，左胁隐痛，舌苔滑白。湿邪留恋，脾不运行，再以和脾渗湿为治。

生於术钱半　茯苓皮四钱　制半夏钱半　新会皮钱半　制小朴八分　焦枳壳钱半　淡吴萸四分　益智仁钱半，煨　香橼皮二钱

加白蔻仁四分，后入，佛手钱半。

点　评

痰饮与三焦、肺、脾、肾密切相关。脾的气、阳虚弱，水谷不化，留而成饮、为湿。狭义痰饮为饮停胃肠，饮停胃肠阻滞气机升降，胃气不降则表现为呕逆，陈皮与半夏燥湿健脾，干姜温肺化饮，桂枝温通、吴茱萸辛温两者皆能化饮、降逆胃气止呕逆。白术加茯苓健脾为主，陈皮、佛手与枳壳行气化湿。全方辛温为主，体现了治痰饮水湿的基本原则。

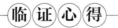

痰饮水湿病证应明辨虚实。饮为阴邪，得阳始运，治以温化，辛能散、能通，辛苦之法为散水气之法。湿为水之渐，湿易伤脾，又是脾的病理产物。脾主运化，化湿应注重健脾。气属阳，气行则湿化，化湿也应重视理气。

五二、淋　浊

沛左　前拟和中分利之法，服后便泄如水，积垢积湿得以下趋，此佳

---

① 於术：当作"于术"，指浙江于潜所产之白术。

② 荜拔：即荜茇，又名鼠尾。入脾、胃经。具有温中散寒、下气止痛之功。

兆也。惟淋浊未已，按脉濡细，再以和胃调中为法。

生於术钱半　茯苓皮四钱　扁豆皮三钱，炒　新会皮钱半　香橼皮钱半　大腹皮三钱　炒泽泻三钱　沙蒺藜三钱　金樱子三钱

加煅牡蛎四钱，砂仁壳四分。

点　评

药后实积已去，淋证未消，脉濡细，濡细脉主虚主湿，治以健脾除湿，和胃调中为法，白术、茯苓、扁豆皮健脾化湿和胃，新会皮、香橼皮、大腹皮、砂仁壳行气调中，沙蒺藜、金樱子、煅牡蛎收涩，治疗气虚不摄导致的淋浊不已。

临证心得

"淋浊"因湿热、湿浊下流，渗入膀胱所致，要辨轻重缓急，重标本虚实。实证迁延日久不愈，易转化成虚实夹杂之证，致脾肾两脏受损，此时补虚应配合化浊固涩之品。但邪未去尽时，不应过早使用收涩之品。

五三、股阴毒

沛左　股阴毒，漫肿坚硬，腹满膜胀，寒热交作，按脉沉弦。此由湿邪挟食，阻郁中焦，姑以疏化。

川羌活一钱　煨葛根钱半　川牛膝三钱　秦艽肉钱半　宣木瓜二钱　五加皮钱半　川石斛三钱　火麻仁四钱　光杏仁三钱，打

加丝瓜络三寸，青木香一钱。

股阴毒，肿痛坚硬皆松，寒热渐除，按脉沉数，再拟疏化通络，以冀缓缓消退为幸。

金石斛三钱　天花粉三钱　黑山栀钱半　炒丹皮二钱　秦艽肉钱半　宣木瓜二钱　连翘壳三钱　朱滑石四钱　粉甘草三分

加荷叶一角，鲜佛手钱半。

点 评

湿邪挟食，郁阻中焦，经络、皮肤气血郁滞成股肿，治应以疏化通络为主。羌活、秦艽祛风除湿，葛根解肌退热，退肌表邪气，木香功在理气消肿，丝瓜络擅活血通络，木瓜重在舒筋化湿，五加皮具有祛风湿、利水消肿之功，牛膝补肝肾之精血，石斛、火麻仁质润，防阴毒暗耗机体阴血。

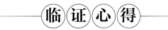

股肿病在肌肤与经络，治疗应以"消"为主，根据病因病机合理选药。

五四、脐痈溃脓

倪右　脐痈溃久，脓水源源，根盘坚硬，月事不调，腰酸眩晕。此由病后失调，湿邪阻气所致，姑以和中渗湿、养营通络为治。

炒丹参三钱　全当归三钱　制香附三钱　新会皮钱半　茯苓皮四钱　冬瓜皮三钱　炒枳壳钱半　炒杜仲三钱　炒川断二钱

加丝瓜络三寸，金线重楼二钱。

脐痈通肠，时流粪水，四围肿痛，坚硬颇退，眩晕、腰酸、带下均减，再以养正通络为法。

炒潞党钱半　炒白术钱半　云茯苓四钱　炒生地四钱　炒当归三钱　焦白芍三钱　炒杜仲三钱　炒川断二钱　炙甘草三分

加乌贼骨四钱，炙，四制香附三钱，打。

点 评

痈溃后期，正气已虚。病后感湿邪，湿邪阻滞气机导致脓水不断，应理湿与和营并用。陈皮、茯苓、冬瓜皮理湿，丹参、当归入血和营，香附、枳壳兼顾理气，川断、杜仲与甘草扶正为主。全方为疮痈后期补法的具体应用。

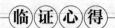

临证心得

疮痈治疗当遵从"消、托、补"三个总的治疗原则，应根据具体的临床表现选择合适的治疗方法。疮痈后期，脓溃正亏，要用补养的药物，恢复其正气，助养其新生。但毒邪未尽时不能纯用补法，以免留邪为患。

五五、腹痛带下

张右　月事不调，腹痛腰酸，带下如注，眩晕头疼，按脉沉弦。此由肝脾失统，营虚气滞为患也，姑以疏和。

金铃子三钱　元胡索二钱　制香附三钱，打　全当归三钱　焦白芍三钱　白川芎钱半　炒川断二钱　炒杜仲三钱　广木香四分

加金毛脊四钱，去毛，乌贼骨四钱，炙。

腹痛腰酸、带下皆松，月水色紫，营虚气滞，再以疏和。

金铃肉三钱　元胡索二钱　制香附三钱　炒当归三钱　炒白芍三钱　白川芎钱半　炒杜仲三钱，炒　炒川断二钱　炙甘草三分

加北艾绒炒，六分，玫瑰花三朵。

症情渐安，按脉沉涩，营虚气滞，肝脾失统，冲任暗损[①]，再以和中调营为法。

炒丹参三钱　炒当归三钱　炒白芍三钱　白川芎钱半　炒杜仲三钱　炒川断二钱　制香附三钱　台乌药三钱　炙甘草三分

加广木香四分，北艾炭六分。

症情颇逸，惟月事衍期，腹先作痛，可知肝脾未协，营虚气痹所致，再以和中调气为治。

炒丹参三钱　炒香附打，三钱　炒当归三钱　焦白芍三钱　炒杜仲三钱　金

---

① 冲任暗损：房事劳伤、感染及孕育过频，伤及冲任二脉病机之通称。

毛脊四钱　川楝肉三钱　元胡索二钱　炙甘草三分

加北艾炭六分，乌贼骨炙，四钱。

月事按期而至，腹痛腰酸、带下均减，按脉沉细。肝脾失和，冲任失调，再以和营调气为法。

炒阿胶钱半　北艾炭一钱　炒当归三钱　焦白芍三钱　白川芎钱半　制香附三钱　炒杜仲三钱　炒川断二钱　炙甘草三分

加紫石英四钱，煅，月季花三朵。

月事衍①期未至，腹痛腰酸并愈，惟带下减而未已，纳呆脘闷，姑以和中调营为法。

炒白术钱半　炒子芩钱半　炒香附三钱　炒杜仲三钱　炒川断二钱　金毛脊四钱　炒归身三钱　焦白芍三钱　炙甘草三分

加砂仁壳四分，炒竹茹钱半。

点　评

　　肝主疏泄又藏血，脾统血且为气血生化之源，肝脾两脏主导全身的气血，又因女子以血为本，冲为血海，任主胞胎，冲任二脉都有赖于气血的充养，所以经带与肝脾两脏密切相关。月经不调、腹痛腰酸总以调气血为重，诊疗过程中以当归、川芎、白芍和营行气。肾为先天之本，杜仲、川断补精血，益先天。气为血之帅，气行则血行，方中香附、砂仁、月季花等理气行血。带下与湿邪相关，脾主运化水湿，方中白术健脾燥湿，炒子芩味苦燥湿止带，香附、白芍等药物经炒制或焦制后燥湿收涩力更强。治疗全过程不离气血，体现了女子以血为养。

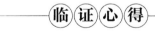

　　经带疾病，经络上归于冲脉和带脉，又因女子以血为养，气血互生，在脏重肝脾，所以临床诊疗妇科疾病要理气血、调冲任、疏肝健脾。

---

　　①　衍：通"延"，延缓，推迟。

五六、腰疽溃脓

戴左　诸恙咸安，惟腰疽脓水未楚，背脊酸痛，再以养正通络为法。

川石斛三钱　云茯苓四钱　全当归三钱　秦艽肉钱半　连翘壳三钱　炒丹皮钱半　炒杜仲三钱　炒川断二钱　金毛脊四钱

加丝瓜络三寸，砂仁壳四分。

腰疽脓水渐少，脊膂酸痛亦松，再以和营通络为法。

炒潞党钱半　炒冬术钱半　白茯苓四钱　新会皮钱半　甜杏仁三钱　真川贝钱半　款冬花钱半　炒川断二钱　怀牛膝炒，二钱

加丝瓜络三寸，野郁金一钱。

📖 点　评

背脊酸痛，表明腰疽后期气血已虚，治以养正通络。潞党、茯苓、当归调补气血。腰为肾之府，杜仲、川断补肝肾，强筋骨。久病入络，方中丹皮化瘀，丝瓜络活血通络。秦艽、连翘与砂仁清热化湿，清化余毒。体现了分期辨证论治的原则。

临证心得

疽等外科疾病在临床诊疗时要分期辨证论治。疽病要积极治疗原发病。

五七、狐疝坠痛

周左　狐疝偏坠，屏痛皆松，按脉沉弦。此由肝木侮中，厥阴气滞所致，姑以疏肝理气为法。

金铃子三钱　淡吴萸四分　延胡索二钱　小茴香四分　广木香八分　制香附四钱，打　制中朴八分　枸橘李钱半　炒橘核三钱

加荔枝核三枚，炒，七香饼二钱。

狐疝偏坠，屏痛得止，神疲肢软，按脉沉细，再以和中理气为法。

炒潞党二钱　云茯苓三钱　新会皮钱半　炒香附三钱　川楝肉三钱　广木香四分　焦楂炭三钱　东白芍三钱　淡吴萸四分

加荔枝核三钱，胡芦巴二钱。

点 评

狐疝病因主要有3个方面，一为肝郁气滞，二为中气下陷，三为寒湿凝滞。狐疝屏痛皆松，按脉沉弦，为厥阴气滞、肝气失于疏泄、经脉失和而致。金铃子、延胡索、茴香、木香、香附行气，橘核、荔枝核归肝肾两经，功能行气散结，止痛，七香饼固涩治疝。后期出现神疲肢软，脉沉细，表明此时的主要病因为中气下陷，而脾主升，治疗时加潞党、茯苓健脾补中气以升举。该诊疗过程主要依据病因进行处方用药。

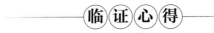

辨明寒、热、虚、实，是诊疗本病的主要环节。

五八、热后余邪未清

项左　危病初回，壮热亦消，神志已清，惟腑闭未宣。再以和胃润燥为治，勿使反复为幸。

鲜石斛三钱　天花粉三钱　连翘心三钱　辰茯神四钱　白杏仁三钱　真川贝钱半　生谷芽四钱　火麻仁打，三钱　郁李仁三钱，打

加荷梗尺许，爆竹叶一钱。

症情渐逸，按脉沉数，湿郁化热，阴液当亏，再以和胃清热为法。

金石斛三钱　辰茯神三钱　天花粉三钱　连翘心三钱　元参心三钱　炒丹皮钱半　青蒿梗钱半　地骨皮三钱　朱滑石四钱

加辰灯心五扎，竹叶两张。

眩晕头疼，心悸胆怯，里热鼻窒，姑以清泄。

霜桑叶钱半　粉前胡钱半　软白薇钱半　新会皮钱半　光杏仁三钱　真川贝钱半　辰茯神四钱　川石斛三钱　广郁金一钱

加鲜佛手八分，荷梗尺许。

眩晕、头痛、心悸均减，按脉沉数，再以清热渗湿为法。

川石斛三钱　茯苓皮四钱　扁豆皮炒，三钱　新会皮钱半　炒泽泻三钱　炒米仁四钱　淡防己钱半　朱滑石四钱　生谷芽四钱

加砂仁壳四分，佛手一钱。

🔲 点　评

暑湿恢复期，诸证已消，余热未清，又热为阳邪，易伤津，鲜石斛、天花粉、连翘、地骨皮清虚热养阴。因湿邪黏腻滞着，不易彻底清除，可见眩晕、头痛，湿易郁而化热，且暑气通于心，可见心悸、里热鼻塞，再以泽泻、米仁、防己和滑石清热渗湿。

临证心得

热病伤阴，后期用药不能过用寒凉之品，宜用甘寒清虚热存阴之品。暑易与湿结，湿又黏滞，易化热，治疗暑证要清热与利湿同用。

五九、历节酸痛

郭左　历节酸痛，四肢尤甚，兼发紫云风[1]，姑以息风通络为治。

川桂枝四分　海桐皮三钱　香独活钱半　桑寄生三钱　秦艽肉钱半　酒归身三钱　五加[2]皮钱半　炒杜仲三钱　炒川断三钱

加桑梗炒，四钱，络石藤三钱。

---

[1]　紫云风：病证名。指癍出色紫成片如云状者，多由热盛毒熏所致。《解围元薮·紫云风》："身生紫赤黑斑如钱，延晕如云雾之状，非疥非癣，形似麻癫，或稍作痒。"

[2]　加：原作"茄"，据文义改。

点 评

历节风多为肝肾不足而感受风寒湿邪，入侵关节，积久化热，气血郁滞所致，应以祛风湿通络为治。海桐皮、独活、秦艽与五加皮祛风散寒除湿，桑梗、络石藤祛风通络消肿。本病本为肝肾不足，故用桑寄生、杜仲与川断益精血，强筋骨。

临证心得

中医治疗本病从脾肾入手，通过扶正祛邪、活血散结、祛风通络祛邪治病。

六○、哮喘咳呛

王右　哮喘得平，咳呛亦减，按脉沉数，再以和中降气为法。

炒潞党钱半　杜苏子三钱　粉前胡钱半　新会皮钱半　光杏仁三钱　真川贝钱半　白茯苓四钱　款冬花炙，钱半　炙甘草三分

加银杏肉三钱，炒竹茹钱半。

点 评

患者有哮喘病史，兼有咳呛。现哮喘已平，咳呛减轻，脉见沉数，沉主里，数主虚，为肺脾气虚，肺气不降，因此治以和中降气为法。潞党、茯苓、甘草、新会皮健脾和中，苏子、杏仁主通降恢复肺气清肃功能，前胡、川贝、款冬花等降气止咳。

临证心得

咳嗽的病位在肺，但五脏六腑皆令人咳。临床上应先辨外感、内伤，治疗时应治上治肺，温宣、清肃；治中治脾，健脾化痰，补脾养肺；治下治肾宜益肾之别。

六一、咳逆失音

俞左　诸恙咸安，失音得清，咳呛气逆较前颇减，按脉沉细，再以扶土保金为法。

炒潞党二钱　生於术钱半　辰茯神四钱　新会皮钱半　法半夏钱半　光杏仁三钱　真川贝钱半　款冬花钱半　粉甘草三分

加白花百合三钱，玉蝴蝶五对。

症情颇逸，失音亦清，咳呛气逆，十愈七八，按脉沉细。中气尚亏，土不生金，肺失清肃，再以和脾保肺为法。

炒潞党三钱　生於术钱半　辰茯神三钱　新会皮钱半　甜杏仁三钱　真川贝三钱　款冬花钱半　冬瓜子三钱　国老草① 三分

加凤凰衣一钱，广郁金一钱。

点 评

患者今失音得复，咳呛气逆较前颇减，提示前诊患者主要表现为失音、咳嗽等肺宣降失常。今咳嗽，脉沉细，中气已虚，宜培土保金。潞党、於术、甘草健脾益气，郁金与陈皮为气药，使补而不滞。杏仁、川贝、款冬花复肺肃降之功，凤凰衣养阴清肺，用于久咳气喘，咽痛失音。

临证心得

五行相生关系，脾为肺之母。咳逆失音病位在肺，用药时利用五行关系培土生金，调理脾胃，固护肺气。

---

① 国老草：甘草之别名。

六二、腹满囊肿

钱左　腹满如鼓，囊足皆肿，里热溺少，按脉沉数。此由脱力伤气，肝脾不和，升降失司所致，姑以疏和。

焦冬术钱半　茯苓皮三钱　新会皮钱半　制香附三钱　焦白芍三钱　枸橘李钱半　广木香四分　沉香屑四分　焦枳壳钱半

加白蔻仁四分，后入，官桂四分。

腹满囊肿较前颇逸，腿痛溃脓肿痛亦松，再以疏中渗湿为法。

炒於术钱半　淡吴萸四分　煨益智二钱　制香附三钱　新会皮钱半　制半夏钱半　焦枳壳钱半　广木香四分　腹皮三钱

加砂仁壳四分，官桂四分。

点　评

患者腹位胀满如鼓，当属肝失疏泄，气机郁滞；阴囊、足部皆痈肿疼痛，里热尿少，脉象沉数，当属脱力伤气，肝脾不和，升降失司，治疗应以疏肝和中；焦冬术、茯苓皮健脾益气；白芍养阴柔肝，配伍官桂温阳，阴阳并调；新会皮、制香附、焦白芍、枸橘李、广木香、沉香屑、焦枳壳、白蔻仁行气疏肝，和胃纳气，升中有降。二诊时，药后症减，热象渐退，更应疏肝和中，渗湿利水；白术健脾利湿；吴茱萸、益智仁、官桂温中助阳，大腹皮性温行气宽中，利水消肿，为里寒，而非里热。

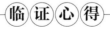

临证心得

腹满囊肿之证，诊断时，宜辨新久，新病初期为里热，药后则为里寒，明寒热，治疗上标本兼治，阴阳并调，但侧重于和中疏肝。

六三、腹痛血痢

吴左　腹痛血痢，里急后重。此由肝脾络伤所致，姑以和中调营为法。

焦冬术钱半　香附炭三钱　焦赤曲三钱　黑地榆三钱　炒槐米①三钱　炮姜炭四分　焦白芍三钱　制朴花一钱　炙甘草三分

加椿根皮炒，三钱，煨木香四分，后入。

腹痛寒痢，里急均减，按脉沉涩，再从肝脾疏和为法。

炒於术钱半　白茯苓三钱　扁豆皮炒，三钱　新会皮钱半　制香附打，三钱　焦赤曲三钱　炮姜炭四分　黑地榆三钱　炙甘草三分

加卷柏炭三钱，椿根皮炒，三钱。

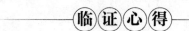

点评

腹痛血痢，脉络损伤，宜重用血药，地榆、槐米凉血止血，椿根皮清热燥湿，收涩止血，白芍入营，酸收止血。"行气则后重自除"，方中香附炭行气收湿。痢疾病位在肠，与脾胃相关，白术与甘草健脾，固护胃气。此外，寒痢温之，故加炮姜温里散寒。

临证心得

痢疾要首辨虚实，次辨寒热，再辨伤气、伤血。治疗痢疾要运用刘河间"调气则后重自除，行血则便脓自愈"法则。赤多重用血药。固护胃气贯彻始终。

---

① 槐米：槐花花蕾。苦，凉。入肝、大肠经。具有凉血止血，清肝降火之功。

六四、脘胀结痞

王右　脘胀腹膨，结痞攻痛，形黄里热，面浮足肿，姑以和脾疏肝为法。

焦冬术_{钱半}　淡吴萸_{四分}　煨益智_{钱半}　制香附_{四钱，打}　新会皮_{钱半}　制半夏_{钱半}　炒朴花_{一钱}　大腹皮_{三钱}　焦枳壳_{钱半}

加鲜佛手_{钱半}，官桂_{六分}。

中满结痞、浮肿皆松，里热亦淡，再以和脾渗湿为法。

炒於术_{钱半}　茯苓皮_{三钱}　扁豆皮_{二钱}　新会皮_{钱半}　香橼皮_{三钱}　焦萎皮_{三钱}　炒枳壳_{钱半}　方通草_{三分}　炒泽泻_{三钱}

加白蔻仁_{四分}，后入，官桂_{四分}。

点评

痞满的基本病位在胃，与肝脾的关系密切相关。脘胀腹膨，结痞攻痛，气机阻滞明显，方中香附、陈皮、大腹皮、枳壳与佛手行气除满。形黄里热，面浮足肿，水肿明显，药用於术健脾补中，燥湿利水。吴茱萸、益智辛温散水气，官桂温通降逆，利水又除痞满。湿明显时，用茯苓皮、扁豆皮、陈皮、香橼皮等利水渗湿。

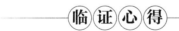

痞证要先辨虚实，以行气除痞消满为基本原则。

六五、病后气阴两亏

沈左　诸恙咸安，惟里热溺黄未除，纳谷亦醒，按脉沉弱。此由病后气阴两亏所致，再以养正清热为法。

北沙参_{三钱}　金石斛_{三钱}　辰茯神_{三钱}　粉橘络_{钱半}　香青蒿_{钱半}　地骨皮

三钱　炒泽泻二钱　生谷芽三钱　粉甘草四分

加炒竹茹钱半，川郁金一钱。

症情渐入佳境，按脉沉细而弦，此由中气尚亏，湿邪留恋所致，再以和脾渗湿为法。

生於术钱半　茯苓皮三钱　扁豆皮三钱　新会皮钱半　仙半夏钱半　制朴花一钱　朱滑石三钱　炒泽泻二钱　方通草四分

加砂仁壳四分，拣红枣五枚。

点评

患者表现为小便短黄，饮食不佳，睡眠不安，脉沉弱，系气阴两虚证。北沙参、石斛养阴为佳，与青蒿、地骨皮配伍，清虚热，养阴精，为热病后期涵阴的基础配伍。脾胃气虚，湿邪滞留，则加白术、茯苓、陈皮、半夏、扁豆皮健脾气、利湿邪。

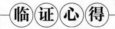

热病伤阴，久病之后更易消耗气血。温病后期，不能一味地用养阴滋腻之品，阴虚生内热，宜清虚热药与养阴药同用。

六六、行痹冲疝

钱左　右足行痹时发，又兼冲疝[①]，按脉沉弦，姑以疏化通络为法。

川楝肉三钱　舶茴香五分　淡吴萸四分　制香附四钱，打　炒橘核三钱　焦楂核三钱　炒杜仲三钱　怀牛膝二钱，盐水炒　全当归三钱

加广木香八分，荔枝核三钱，炒。

腹满颇退，坚硬亦消，肝脾未协，再以疏和。

炒於术钱半　香橼皮二钱　新会皮钱半　焦萎皮三钱　冬瓜皮三钱　茯苓皮

---

① 冲疝：病名。多因寒湿之邪，郁结为热，复受寒邪所袭而致。症见少腹痛引睾丸，气上冲心，二便不利。治宜理气散寒。

四钱 沉香屑四分 广木香四分 焦枳壳钱半

加砂仁壳后入，四分，官桂四分。

风寒湿三邪侵袭，风痹时发时止，又寒湿郁结少腹，故兼见少腹部疼痛，痛引睾丸，大小便不利之冲疝，治宜理气通络，化痰散结。方中川楝子、茴香、香附、吴茱萸行气通络，橘核散结，杜仲、牛膝、当归补肝肾益精血而壮骨。腹满未消，为肝脾不和表现，再以理中焦脾胃之气的陈皮、砂仁等调和肝脾之气。

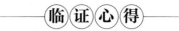

肾主骨生髓，为先天之本。痹症病位在骨与肌肉，病因主要为风寒湿三邪，痹症日久，必然损伤肝肾精血。治疗时除了对因、对症治疗外，还应适当加入补肝肾之品以固本。

六七、里热骨蒸

童左 病后原虚，里热骨蒸，盗汗甚多，溺溲短数，欲解不爽，按脉沉数，姑以和阴清热为治。

嫩西芪三钱 淡鳖甲四钱 地骨皮三钱 香青蒿钱半 炙知母二钱 生白芍三钱 炒丹皮钱半 辰茯神四钱 益元散四钱

加淮麦三钱，煅牡蛎四钱。

昨拟和阴清热之法，服之里热盗汗并减，溲溺未清，按脉沉数，再以和卫固表为治。

西绵芪三钱 防风根钱半，同炒 生於术钱半 云茯苓三钱 新会皮钱半 法半夏钱半 炒泽泻三钱 煅牡蛎四钱 沙蒺藜三钱

加糯稻根四钱，淮麦四钱。

点 评

大病之后，元气大虚。骨蒸潮热，盗汗遗尿，小便短数，大便不爽，脉沉数，为气阴两虚证。鳖甲、地骨皮、青蒿、知母、丹皮养阴清热；西绵芪益气护阴；防风、白术、牡蛎收敛护卫固汗，诸药共奏益气养阴清热之功，加小麦、牡蛎敛汗，故热消汗止。

临证心得

久病伤阴耗气，阴虚又易生内热，形成气阴两虚状态。热病之后的调理要以护存津液为重。

六八、暑湿伤气

阮左　寒热如疟，汗多神疲，按脉浮紧。此由暑湿伤气，分清失司所致，姑以辛香逐邪为主。

杜藿梗钱半　香青蒿钱半　干兰草①钱半　新会皮钱半　制半夏钱半　焦枳壳钱半　制朴花一钱　朱滑石四钱　方通草四分

加白蔻仁四分，荷梗尺许。

据述疟作间日，足肿渐退，咳呛痰多，脘胀纳呆，暂以泄邪理肺为法。

香青蒿钱半　广藿香钱半　粉前胡钱半　新会皮钱半　白杏仁三钱　真川贝钱半　蜜炙桂枝四分　炒淡芩钱半　粉甘草三分

加钩藤勾后入，三钱，砂仁壳四分。

点 评

暑邪致病，具有明显的季节性，且性升散，易夹湿，易伤津耗气。汗

---

① 兰草：佩兰。辛，平。入脾、胃经。具有解暑化湿、避秽和中之功。

多神疲，按脉浮紧，为暑湿伤气，分清失司所致，故以辛香化湿为主。荷梗、杜藿梗、香青蒿、干兰草、芳香化湿，气行则湿化，新会皮、焦枳壳理气化湿，滑石、通草、从小便分利水湿。药后前症渐消，咳呛痰多，加川贝止咳化痰，脘胀纳呆，加砂仁行气除痞。

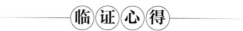

暑湿之证的治疗，应清暑热、化湿浊、调气机、和脾胃。

六九、盗汗脘满

朱左　疟后里热盗汗，脘满纳呆，胸痛脉弦，姑以和中固表为治。

嫩西芪三钱　防风根钱半，同炒　生白术钱半　茯神三钱　陈皮钱半　法夏钱半　枳壳炒，钱半　谷芽四钱　通草四分

加淮麦四钱，煅牡蛎四钱。

诸恙咸安，盗汗未已，再以和卫固表。

黄芪三钱　防风钱半，同炒　白术炒，钱半　茯苓三钱　陈皮钱半　法夏钱半　炒枳壳钱半　炒朴花一钱　大腹皮三钱

加淮小麦三钱，煅牡蛎四钱。

点　评

疟病日久，正虚邪恋。该患者久病之后夜间发热汗出，卫气不固明显。久病后损伤脾胃，导致脘腹痞满，食纳不佳。久病伤及气血，而气以通为顺，不通则逆，胸中气机不畅，则胸痛，同时弦脉为实，主痛。所以治以和卫固表止汗。西芪、白术、淮小麦、煅牡蛎和防风相配共奏益气养阴、固表止汗之功。陈皮和半夏运脾和中，枳壳、通草以通利为用，能有效地缓解脘腹痞满纳呆现象。

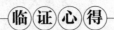

要掌握疾病的发生发展规律。脾胃为气血生化之源，营卫之气由脾胃生化的精微充养，营卫亏虚需从调理脾胃入手。此外，久病易损伤机体正气，愈后要重视气血的调护，防止出现其他的病变。

七〇、脘腹䐜胀

姚左　湿郁阻气，脘满䐜胀，里热纳呆，便泄足肿，姑以疏中理气、分清水湿为治。

沉香片四分　老苏梗钱半　新会皮钱半　香橼皮二钱　茯苓皮四钱　大腹皮三钱　焦麥皮三钱　炒枳壳钱半　制香附三钱

加白蔻仁后入，四分，佛手钱半。

脘痛胀满，纳呆里热，按脉沉弦，姑以疏中理气为法。

川楝肉三钱　元胡索二钱　制香附三钱　新会皮钱半　制半夏钱半　焦枳壳钱半　大腹皮三钱　沉香屑四分　绿萼梅八分

加佛手钱半，玫瑰花三朵。

点　评

湿为阴邪，阻气机。中焦脾胃气机不畅，则脘腹滞胀。脾喜燥恶湿，湿最伤脾，湿困脾阳，或湿郁化热，湿热中阻，致脾胃运化水湿功能障碍，则易便溏和下肢水肿，治疗应理气化湿为主。沉香、香附、苏梗及佛手为理气之品，茯苓和白蔻仁利湿最宜。若仅以胀、纳呆、脉弦为主，表明肝脾气滞明显，方以理气疏中为宜，临床多用川楝子、延胡索、香附、玫瑰等理气，陈皮、半夏和中。

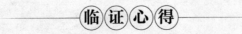

根据五行理论，肝脾为母子关系，在生理和病理上互相联系。肝主疏泄，

脾为气机升降中枢。气的运行失常与肝的疏泄功能息息相关。因此调理气必离不开肝，脘腹位于中焦，与脾胃密切相关。脘腹痞胀，临床多从肝脾入手，以理气和中为治疗大法，兼夹其他证时，应在此基础上随证加减。

七一、阴疟后

张左　阴疟渐止，疟母亦松，按脉沉细，再以和中祛邪为法。

真西芪三钱　淡鳖甲炙，四钱　煨草果钱半　生常山三钱　香青蒿钱半　炒淡芩钱半　法半夏钱半　辰茯神四钱　东白芍三钱

加红枣炒，三枚，佛手钱半。

点　评

此患者阴疟渐止，疟母有所消散，说明正气恢复，邪实尚存。古有"无痰不成疟"之说，脉沉细，提示气虚无力鼓动血行，阴虚无法充盈脉道，痰饮内伏，气滞血阻。治宜补气养血，滋阴退热，祛痰截疟，佐以燥湿温中，软坚散结，疏肝止痛。邪气深伏阴分，混处气血之中，不能纯用养阴，又非壮火、苦燥之所宜，故以鳖甲血肉有情之品，入肝经至阴之分，既能养阴，又能入络搜邪，软坚散结；真西芪甘温益气，生津养血，以补久疟之虚损；茯神助黄芪补益心脾而宁心安神。青蒿主入肝、胆经，善截疟，消除寒热，以青蒿配伍鳖甲，芳香透络，从少阳领邪外出，有先入后出之妙；炒淡芩苦寒，善清胆热，并能燥湿，与青蒿相合，既可内清少阳湿热，又能透邪外出。邪实尚存于阴，以常山为主药祛痰截疟；健脾行气则湿去，湿去则痰无以生，故佐以燥湿化痰，温中行气之草果、法半夏、佛手；芍药酸敛肝阴，养血柔肝而止痛，濡养肌肤以通血痹，调营卫而和表里，佐以佛手，共治胁肋胀痛；大枣甘温，益气养血，以资黄芪、芍药之功。

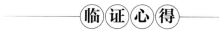

临证心得

阴疟，是指伏邪深入三阴之疟，或在里、在阴、在脏之疟。日久必

有疟母，是疟疾久不愈，气血亏损，瘀血结于胁下而成的痞块，《医宗金鉴·杂病心法要诀》痎疟疟母篇曾言，"痎疟经年久不愈，疟母成块结癖瘕。"《张氏医通》卷三亦载曰："疟母者，顽痰夹血食而结为癥瘕，鳖甲煎丸……此金匮法也。"全方滋中有清，清中有透，先入后出，邪正兼顾。本例久病及虚，邪气尚存，既要扶正，又要祛邪，故用药以补气养血为主，软坚散结为辅。另通过健脾的方式祛湿化痰，既能固护中焦脾胃，又能帮助软化疟母。

七二、少腹硬痛

陈左　少腹偏右，按之坚硬，气喘隐痛，转侧不舒，恐成肉痈。此由气屏络伤所致，姑以疏化。

川楝肉三钱　小茴香五分　淡吴萸四分　广木香八分　炒青皮一钱　新会皮钱半　沉香片五分　焦楂炭三钱　全瓜蒌三钱

加荔枝核炒，三钱，八月札①钱半。

点 评

小腹两侧为少腹，是足厥阴肝经循行的部位。肝气不舒，则肝之经脉郁滞；肝经湿热，热毒壅聚，气滞血瘀痰结而成肉痈，兼有气机上逆。治宜疏肝和胃，行气止痛，佐以化痰降逆。川楝子苦寒清泄，既能清肝火，又能行气止痛，为治肝郁气滞疼痛之良药，尤善治肝郁化火诸痛；青皮苦泄辛行温通，性猛入肝，善于疏理肝胆之气，能破气散结，可用治气滞血瘀之癥瘕积聚，久疟痞块等；陈皮辛行温通，入脾、胃经，有行气、燥湿、通痹、止痛之功，且有苦降之性，《名医别录》谓其"下气，止呕"，以助降逆平喘；青皮、陈皮共助川楝子疏肝和胃，行气止痛。木通利尿通淋，使肝经湿热之邪下行从小便排出，还能利血脉、通关节，治疗湿热痹痛；小茴香、吴茱萸、荔枝核疏肝行气，祛寒止痛，和胃降逆；木香、沉

① 八月札：又名八月炸。苦，平。具有疏肝和胃、理气止痛之功。

香、焦山楂助陈皮健脾行气，活血止痛。佐药性温，制约川楝众药之寒。瓜蒌甘寒清润，善于涤痰散结，利气开郁，导痰浊下行而清热散结消肿。肝主疏泄，条畅全身气机，中焦脾胃为人体气机之枢纽，本方辛开苦降，疏理肝胆脾胃之气，寒热并用，以标本兼治。

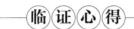

———临证心得———

肝与脾在生理上紧密联系，共同运行全身气血，病理上也相互影响，"见肝之病，知肝传脾，当先实脾"，调和肝脾即健脾疏肝，属和法，指用具有疏肝健脾、调理气机作用的方药治疗肝郁脾虚证、肝旺脾虚证等的治法。本例在治疗肝经之实证时，不忘运用陈皮等药调理脾胃。同时，使用木通等药让肝经湿热之邪下行从小便排出，给邪实以出路。全方在攻邪的同时，从病机可能的传变方向用药，考虑周详。

七三、腹痛下痢

钱左　劳倦脘胀结痞，腹痛下痢，里急不爽，骨蒸形瘦，姑以和中分利为法。

香连丸六分　子芩炭钱半　焦白芍三钱　制香附三钱　新会皮钱半　制半夏钱半　焦建曲三钱　南楂炭三钱　带皮苓三钱

加白蔻仁四分，后入，石莲肉四钱，打。

点　评

患者因肝气郁结，劳倦伤脾，阴液耗损，导致虚热内生，大肠湿热，肠道气滞，不仅有腹痛脘痞、下痢、里急后重等大肠湿热症状，还有骨蒸潮热、形瘦劳倦等虚热症状。治宜健脾宽中，渗湿止泻，养阴清热。茯苓味甘而淡，甘则能补，淡则能渗，药性平和，既可祛邪，又可扶正，利水而不伤正气，"利小便以实大便"，治水谷不分，泄泻不止；石莲肉甘可补脾，涩能止泻，既可补益脾气，又能清湿热，涩肠止泻，二者相伍，则淡渗利湿，涩肠止泻。香连丸、黄芩清大肠之火，泻下焦湿热，助茯苓、石莲肉行气化滞；香附疏肝解郁，理气宽中，缓解气郁劳倦之症；焦建曲、南楂炭消食健胃；山楂入肝经，行气散结止痛，炒用兼能止泻止痢；陈皮、半夏理气健脾，燥湿化痰，消痞散结；白蔻仁化湿行气，开胃消食；白芍调肝理脾，养血敛阴，酸甘而寒，柔肝缓急以止痛，用治痢疾腹痛。

临证心得

"利小便实大便"是中医学治疗湿泄的一种常用方法，即通过疏利小便而使大便成形的治法，又叫"开支河"或"分消走泄"。其理论依据源于《素问·汤液醪醴论》之"开鬼门，洁净府"。而最早提出该治法的当属张仲景，其在《伤寒论》中提出："伤寒，服汤药，下利不止……复不止者，当利其小便。"临床上利小便实大便，一方面不仅治疗大便泄泻，同时也治疗大便黏腻不爽，使二便分消，水湿从小便而去。本方渗利合法，补中寓行，肝脾同调，纳酸甘于温利之中。本例虚实夹杂，互为因果，须共调之，使用的君药往往能够最大限度地切合其病机。

七四、触秽身热

孙左　触秽挟邪，脘满懊恼[①]，畏寒身热，纳呆溲赤，按脉浮紧，姑以疏中祛邪为法。

香薷花六分　制川朴八分　扁豆皮三钱　新会皮钱半　制半夏钱半　炒枳壳钱半　带皮苓三钱　范志曲三钱　南楂炭三钱

加白蔻壳四分，鲜佛手钱半。

点 评

患者触冒四时不正之气，秽恶痰湿之邪郁阻，气机闭塞，升降失常。秽恶之邪于肠胃，运化失司，升降失常，则见脘腹痞满，纳呆；风寒犯表，正邪相争，则畏寒发热，脉浮紧；秽恶痰浊之邪郁久化热，则懊恼、

---

① 懊恼：烦闷。

溲赤。治宜外散风寒，内清湿热，理气和中。茯苓甘则能补，淡则能渗，既可祛邪，又可扶正，利水而不伤正气，使湿无所聚，痰无由生，兼能宁心安神；扁豆皮健脾和中不壅滞，偏于化湿；范志曲、南楂炭消食和胃，行气导滞；陈皮、制半夏、炒枳壳、佛手理气健脾，燥湿化痰，除胀消痞；香薷花发汗解表而散寒，其气芳香，入于脾胃又能化湿和中，兼能利水，导热下行；厚朴、白蔻仁行气除满，燥湿运脾。

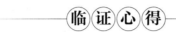

秽浊之为邪，为历代医家所提及，却未被正式纳入到病因学当中。秽浊之邪范围宽泛，可表现为腐败污秽之气及山岚瘴气，患者的分泌物、排泄物所散发的特殊臭气，脾胃熏蒸的浊气等。治疗方法有辟秽化浊、攻秽泻浊和以秽引秽等。本例病因明确，谨遵病机，表里同治，固护脾胃，使中焦气机升降恢复，从而气顺湿去。

七五、咳呛气逆

沈左　寒热脘满、气逆并愈。惟咳呛未除，按脉沉数，再以和中理肺、降气化痰，以冀徐效。

北沙参三钱　川石斛三钱　云茯苓三钱　新会皮钱半　法半夏钱半　甜杏仁三钱　真川贝钱半　冬瓜子三钱　粉前胡钱半

加炒竹茹钱半，银杏肉三钱。

点　评

患者邪热内陷于半表半里，则寒热往来；痰热互结于心下，肺失宣降，则脘满、气逆。刻下邪热尚郁于里，阴津耗损，故虚劳咳嗽，脉沉数。治宜养阴清肺，降气化痰，健脾和胃。北沙参、川石斛补肺阴，清肺热，兼能益胃生津；甜杏仁润肺止咳，润肠通便，三药合用，宜用于肺胃阴虚所致的久咳劳嗽，脘痞纳呆。冬瓜子、银杏肉清热化痰，敛肺定喘；茯苓健脾补中，利水渗湿，既可祛邪，又可扶正。陈皮、半夏入肺走胸，燥湿化痰，理气健脾；川贝母、粉前胡、炒竹茹清肺化痰，宣降肺气。陈皮、半夏偏温，川贝母、粉前胡、炒竹茹偏凉，温凉兼进，令全方不过于寒。本方苦辛润相合，辛开苦降，以复肺之宣降，润燥相得，扶正祛邪。

━━━━━ 临证心得 ━━━━━

"脾为生痰之源，肺为贮痰之器"出自清朝李用粹《证治汇补·痰证》，意思是痰生于脾而贮于肺，所以肺脾两脏在生理上和病理上常相互影响。脾为后天之本，脾土生肺金，《素问·经脉别论》提到："饮入于胃，游溢精气，上输于脾，脾气散精，上归于肺，通调水道，下输膀胱，水精四布，五经并行。"所以脾不仅能运化水湿，消散痰浊，运行气机，还能受纳胃腐熟的水谷，把精微物质转输全身。本病阴虚津亏，燥热内盛，日久致脏腑不荣，故不能只专注于滋补肺阴，还需要益胃生津，理气健脾，以固护全身阴液之本。

七六、咳呛舌糜

殷左　腹痛肠鸣、泄泻皆减，咳呛痰黏，口舌糜烂，按脉濡数，气阴两亏，恐难以支持，须当慎之。

炒於术钱半　白茯苓三钱　扁豆皮三钱　焦白芍三钱　御米壳三钱　诃子肉二钱　细生地四钱　梗通草五分　甘草梢四分

加淡竹叶钱半，石莲肉四钱。

点　评

患者脾胃虚弱，感受湿热邪气，胃肠气机紊乱，则腹痛肠鸣，泄泻；久病湿热伤阴，阴虚肺燥，则咳呛痰黏，虚火上熏口唇，则口唇糜烂；气血亏虚，无力运血，脉道不充，余邪郁遏阳气，且虚热内生，气血运行加快，故脉濡数。治宜健脾益气，养阴生津，渗湿止泻。白茯苓味甘而淡，渗湿止泻，甘能补脾，祛邪不伤正；石莲肉补脾止泻，祛湿清热；扁豆皮健脾养胃，化湿和中，三药合力，祛邪扶正。焦白芍养血和营，缓急止痛，细生地清热凉血，养阴生津，二药合用，共奏养阴之功。诃子肉涩肠止泻，敛肺止咳；炒於术补气健脾，燥湿利水；淡竹叶、梗通草清热利尿，除烦止渴，导湿热下行；甘草梢益气和中，既可加强炒於术等药益气补中之功，又能调和诸药。"治湿不利小便，非其治也"，本方标本兼治，化中寓补。

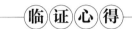

《素问·至真要大论》载曰："火气内发，上为口糜。"本例湿热伤阴，虚火上炎，《杂病源流犀烛》卷二十三说："阴亏火泛，亦口糜。"根据寒热虚实，口糜常见类型有心脾实热、阴虚火旺以及脾胃虚寒等，临床上需鉴别，不能一味选用清热之法，以免贻误病机。在临床上，因湿邪致病的情况有很多，或从外入，或自内生。《素问·汤液醪醴论》首先提出"洁净府"的治法，医圣张仲景明确提出"当利小便"，至唐代王焘进一步强调了"治湿不利小便，非其治也"，这一治湿的疗法对后世产生了深刻影响。但这仅仅是治疗湿邪的一般治疗规律，我们必须以常衡变，辨证施治，正确把握"利小便"这一治湿法则。

七七、暑热吐泻

孟左　寒热类疟，呕吐泄泻，脘满纳呆，按脉浮紧，暑湿阻气，升降失司，姑以和中祛邪为法。

陈香薷钱半　制小朴八分　扁豆皮炒，三钱　广藿香钱半　香青蒿钱半　干兰草钱半　带皮苓三钱　大腹皮三钱　范志曲三钱

加白蔻仁后入，四分，青木香五分。

点　评

患者暑月外感风寒之邪，正邪相争，则寒热如疟，脉浮紧；内伤于湿，气机升降失常，则呕吐泄泻，脘满纳呆。治宜祛暑解表，化湿和中。扁豆皮健脾化湿，和中消暑，而无温燥助热伤津之弊；带皮苓健脾补中，

渗湿止泻，使中焦清升浊降；大腹皮、范志曲行气导滞，宽中利气，健胃消食。四药合用，则外散风寒，内化湿浊，健脾行气。陈香薷、广藿香、干兰草外散风寒，内化湿浊，和中止呕；香青蒿外能清解暑热，内清肝胆之热邪，治疗湿热郁遏少阳，寒热如疟；制小朴既能燥湿，又能下气除胀满；青木香、白蔻仁化湿行气，健脾消食，和中止呕。

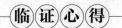

临证心得

随着现代人对于空调的频繁应用，对冷饮的偏爱，夏天中暑的发病率变低，贪凉受风已不再罕见。《景岳全书》卷十五曾言："阴暑者，因暑而受寒者也……此以暑月受寒，故名阴暑，即伤寒也。惟宜温散为主，当以伤寒法治之也。又有不慎口腹，过食生冷，以致寒凉伤脏，而为呕吐泻痢腹痛等证，此亦因暑受寒，但以寒邪在内，治宜温中为主，是亦阴暑之属也。"本例在香薷散的基础上化裁，切中主要病机，表里同治，辛凉升散与苦温化湿共施，脾胃同调，升清降浊。夏季应注意起居运动的防暑，饮食清淡以防寒湿内伤，适时芳香避秽以除湿。

七八、肝郁咳呛

施右　气郁伤肝，忧郁伤肺，以致咳呛气逆，有声无痰，胸胁隐痛，汗泄甚多。姑以和卫固表、理肺降气为治。

西绵芪三钱　防风根钱半，同炒　生白术钱半　辰茯神四钱　甜杏仁三钱　真川贝钱半　海浮石四钱　煅牡蛎五钱　煅龙骨四钱

加淮麦三钱，银杏肉三钱，打。

点 评

患者因忧郁而气机郁滞，气机上逆，气郁化火，炼津为痰，则咳呛气逆，痰黏难咯，有声无痰；肝气郁结，气机不利，血行不畅，不通则痛，见胸胁隐痛；热邪逼津外泄，加之气耗腠理失固，致阴津受损，见多汗。治宜益气固表，敛阴止汗，清热润肺，化痰止咳，宁心安神。煅牡蛎、煅

龙骨重镇安神，敛阴潜阳，固涩止汗；海浮石、真川贝清化痰热，润肺止咳，化老痰胶结；辰茯神补益心脾而宁心安神。自汗由气虚所致，生黄芪益气实卫，助煅牡蛎、煅龙骨固表止汗；淮麦甘凉入心，轻浮走表，养心敛液，固表止汗，与辰茯神共奏安神之功；甜杏仁润肺止咳，银杏肉敛肺定喘。因卫气不固，表虚自汗而易感风邪，又当配伍祛风散邪之防风；生白术益气健脾，固表止汗，和生黄芪配伍共补虚损。

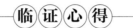

《素问·咳论》云："五脏六腑皆令人咳，非独肺也。"临床上见到咳嗽，须探究其内在的病机，不能见咳止咳。《素问·咳论》称："肝咳之状，咳则两胁下痛，甚则不可以转，转则两胠下满。"《诸病源候论·咳嗽诸病候》曾言："肝咳。咳而引胁下痛是也。"治宜平肝降逆，化痰止咳，可作为本例的参考。本方固涩与补益并用，益气与敛阴兼顾，润肺与化痰共施，若能加入疏肝理气药调理气机，可能会有更好的疗效。

七九、胸胁隐痛

童左　胸臆偏左隐痛，按之如痞，曾经失血，按脉沉弦。此由肝阳挟痰，流络为患，营气不从所致，姑以疏化通络为法。

旋覆花钱半，包　新绛屑六分　嫩钩藤四钱，后入　炒归须二钱　单桃仁三钱　川郁金一钱　沉香屑四分　煅瓦楞四钱　枸橘李钱半

加丝瓜络三寸，八月札钱半。

点评

患者肝阳挟痰，痰停胸胁，故胸臆隐痛，按之如痞；因肝气郁结，痰饮内伏，故脉沉弦；因曾经失血，故不可用攻伐之药，注重补血。治宜清热平肝，消痰化瘀，行气活血，通络止痛。嫩钩藤性凉，主入肝经，清热平肝；煅瓦楞消痰化瘀，软坚散结，单桃仁、丝瓜络活血祛瘀通络，三药合用，适用于气滞血瘀痰积所致癥瘕痞块。炒归须、川郁金补血活血，行

气止痛；旋覆花、枸橘李降气消痰，破气除满；新绛屑活血祛瘀，通经止痛；沉香屑行气散寒止痛；八月札清心除烦，利尿而引热下行。本方消痰化瘀与清热平肝并用，标本兼治。

临证心得

肝体阴而用阳，主藏血，若藏血不足，则肝肾阴亏，肝阳偏亢，阳亢化风，风阳盛则灼液为痰，若肝风夹痰上扰，则易蒙蔽清窍，引发急症。《临证指南医案·中风》华岫云按："今叶氏发明内风，乃身中阳气之变动。肝为风脏，因精血衰耗，水不涵木，木少滋荣，故肝阳偏亢，内风时起，治以滋液息风，濡养荣络，补阴潜阳。"临床上既需"酸甘化阴"以柔养肝体，又需"辛散苦泄"以条畅肝气，理气而不伤阴，滋阴不忘舒气。本方重在涤痰息风，以治其标，待病情缓解，则须化痰与培本兼顾，并调摄精神，合理饮食，避免过劳，以收全功。

八〇、寒热湿阻

章右　寒热如疟，脘闷呕恶，纳呆神疲，按脉浮迟。此由寒邪挟湿，阻遏中焦，姑以疏中祛邪为法。

炒柴胡四分　炒淡芩钱半　法半夏钱半　制小朴八分　新会皮钱半　制香附三钱　广藿香钱半　香青蒿钱半　干兰草钱半

加白蔻仁后入，四分，青木香五分。

📖 点 评

患者寒热如疟，证见寒热往来，似疟而非疟，寒邪挟湿，湿伤脾阳，则脘闷呕恶。湿邪阻遏中焦，纳呆食少，阴寒内盛，虚阳外越所致，脉浮而迟。柴胡疏肝解郁，香附理气疏肝，助柴胡以解肝经之郁滞；陈皮、制小朴理气行滞；法半夏重在降逆，炒淡芩利水渗湿，助半夏祛湿；广藿香、干兰草、香青蒿配伍芳香化湿，清热截疟；后入白蔻仁、青木香理气宽中，调理脾胃。体现了化气行水，气行则水行，通过行气理气，以化湿阻。

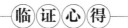

临证心得

治疗湿阻，方药应以轻疏灵动为贵，轻指剂量宜轻，轻可去实；疏指应疏利气机，顺其脾胃升降。灵指方药有效，结构灵活；动指方药不宜呆滞，忌用腻滞之品。轻疏灵动，一则可使湿邪得以透达，再则可使脾运得以健旺。正如《临证指南医案·湿》说："总以苦辛寒治湿热，苦辛温治寒湿，概以淡渗佐之，或再加风药，甘酸腻浊，在所不用。"

八一、咳呛气逆

徐右　呕逆吐红、胁痛并止，咳呛气逆较前已减，按脉沉数，再以和中理肺为治。

北沙参三钱，米炒　炙桑皮三钱　云茯苓四钱　新会皮钱半　甜杏仁三钱　真川贝钱半　款冬花钱半　冬瓜皮三钱　粉甘草三分

加银杏肉打，三钱，凤凰衣八分。

点　评

患者脾虚胁痛，日久致肺气生化不足，咳呛气逆，久咳耗阴伤肺，呕逆吐红。北沙参甘润微苦微寒加之凤凰衣，能补肺阴，清肺热；桑皮、粉甘草清肺降火，款冬花、银杏肉润肺下气定喘止咳，治疗气逆不降之咳；甜杏仁、川贝母润肺止咳，治疗内伤久咳；茯苓、新会皮理气健脾，下气止呕；冬瓜皮入脾经利水消肿。调畅气机，理气和中而肺主宣发肃降功能发挥作用，呕逆则止，加以清肺热药，补阴清热。

临证心得

《黄帝内经》有言："五脏六腑，皆令人咳，非独肺也。"又云："五脏六腑之咳，皆聚于胃，关于肺。"指出咳嗽的形式除肺之外，又与其他脏腑相关，尤以胃最为密切。而"久咳不已则三焦受之"，水湿内聚，三焦水道滞塞，积多成痰饮而聚于胃，上逆犯肺，引发咳嗽。

八二、咳呛痰血

李左　咳呛痰黏，痰中带红，里热形瘦，按脉沉数。此由肝阳上逆，肺失下降，姑以和中降气为法。

南沙参三钱　杜苏子三钱　炙桑皮三钱　地骨皮三钱　炒知母三钱　白杏仁三钱　真川贝钱半　茜草根三钱，炒　怀牛膝三钱

加灯心灰二分，包，银杏肉三钱，打。

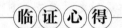

点　评

患者肝郁化火，则胸胁灼热，肝经的火气过旺，肝阳上逆，木火燔灼，引起肺阴不足，肝火犯肺，木火刑金，灼伤肺络，肺失清肃则咳嗽阵作，气逆，呕逆吐红。治宜泻肝清肺，调畅气机。沙参、知母、川贝入肺经，养阴清肺，补肺阴润肺燥；配伍苏子降气化痰，止咳平喘；桑皮、地骨皮清肺降火，治疗气逆不降之咳；茜草根行血止血，止咳祛痰，怀牛膝引血下行，二者配伍用于气火上逆，治疗呕逆吐红。加入灯心灰清心肺之火，通阴窍之涩；银杏肉敛肺定喘，与养阴润肺药共治肺热燥咳。气能行津，亦能行血，调畅气机，清热生津行血，和中降气，调节咳呛痰血。

临证心得

内伤咳嗽，多属邪实正虚，治以祛邪止咳，扶正补虚，标本兼顾，分清虚实主次处理。咳嗽的治疗，除直接治肺外，还应从整体出发，注意治脾、治肝、治肾等。外感咳嗽一般均忌敛涩留邪，当因势利导，候肺气宣扬，则咳嗽自止。

八三、肺痿吐血

程左　咳呛气逆，痰秽如脓，吐红盈碗，胸胁络痛，咽痛失音，形瘦

里热，面浮足肿。此由湿郁化火，火旺克金，肺热叶焦则成肺痿，症勿轻视，须当慎之。

北沙参三钱　桑白皮三钱　炙知母三钱　白杏仁三钱　真川贝钱半　生米仁四钱　煅蛤蚧五钱　茜草根炒，三钱　云茯苓四钱

加参三七六分，藕节炭四钱。

点评

患者脾虚而失运化，导致湿热聚集化火，灼伤肺脏，肺燥津伤，津气亏损，肺失濡养，肺叶枯萎。火逆上气，常伴咳呛气逆，痰秽如脓，吐红盈碗，胸胁络痛，咽痛失音。因脾肺气虚，影响水液代谢输布，而出现面浮足肿。北沙参入肺经，养阴清肺，配伍知母、川贝、茜草根，治疗阴虚劳热，咳嗽咳血；白杏仁降气止咳平喘，配伍桑白皮泻肺火，共治肺热喘咳；面浮足肿，肺肾不足，加入蛤蚧，补肺气，助肾阳，定喘咳，治疗虚劳咳嗽；湿郁化火，故加生米仁、云茯苓利水渗湿，使湿无所聚，痰无所生。三七为补血圣品，藕节炭收敛止血，二者并用止血不留瘀血，治疗吐血。

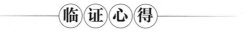

内伤咳嗽应防宣散伤正，从调护正气着眼。咳嗽是人体祛邪外达的一种病理表现，治疗决不能单纯见咳止咳，必须按照不同的病因分别处理。

八四、盗汗足痛

姜右　阴疟较减，足萎漫肿，酸痛亦松，胃纳未醒，按脉沉细，寐间盗汗，黎明尤甚。此由营虚卫薄，络脉失养所致，再以和卫固表、柔养通络为法。

西绵芪三钱　防风根钱半，同炒　生於术钱半　云茯苓四钱　全当归三钱　焦白芍三钱　宣木瓜二钱　川草薢三钱　新会皮钱半

加嫩桑梗湿炒，四钱，砂仁壳五分。

◎ 点 评

　　患者营卫气虚，正虚邪恋，受邪而气血受滞，产生麻木，足萎漫肿，酸痛亦松。西绵芪益卫固表，行滞通痹；配伍防风根、生於术补气健脾，祛风散邪，燥湿利水，可治疗卫气不固而表虚自汗，易感风邪者；配伍性平之茯苓，利水而不伤正，再加理气健脾之陈皮、砂仁壳，除胀燥湿，治疗水肿、纳呆；当归、白芍补血活血，与黄芪等共用，补气生血，白芍有敛阴止汗之功效，调和营卫，治疗自汗、盗汗；木瓜、草薢、嫩桑梗可舒筋活络，祛风除湿，治疗湿痹拘挛酸重疼痛。营在脉中，循脉运行全身，卫在脉外，护卫肌表，防御外邪，营虚卫薄，在内则气滞则水停，水肿痰饮；在外则外邪入侵，易患风湿痹症，因此当和卫固表、柔养通络。

——临证心得——

　　"盗汗者，睡而出，觉而收，如寇盗然，故以名之。"盗汗多归于阴虚，如《医学心悟》云："其盗汗证，伤寒邪客少阳则有之，外此悉数阴虚。"

八五、胁腹疼痛

　　钱右　产后左胁结痞，气攻欲胀欲痛，腹疼便泄，今则虽减，按脉沉弦。此由肝脾不和，运行失司所致，姑以和中抑木为法。

　　炒於术钱半　云茯苓三钱　制香附四钱　枸橘李钱半　新会皮钱半　沉香片四分　川郁金一钱　广木香四分　淡吴萸四分

　　加绿萼梅八分，代代花①四分。

---

　　① 代代花：又名玳玳花。甘、微苦，平。具有理气、宽胸、开胃之功。

回 **点 评**

　　患者肝失疏泄，经气郁滞，气攻欲胀欲痛，横逆犯脾，运化失调，则腹疼便泄，此为肝失调达而横乘脾土。白术为脾脏补气健脾第一要药，甘温补虚，苦温燥湿，配伍平和之茯苓，利水而不伤正气，陈皮理气健脾，共同健脾利水，治疗脾虚食少便溏；香附擅理肝气之郁结并止痛，有行气宽中之功，为疏肝解郁要药；枸橘李破气消积，能与白术配伍消补兼施，健脾消痞；沉香、木香行气解郁止痛，治疗气机阻滞之胸胁痛；淡吴萸辛苦热，能温脾阳而止泻，疏肝解郁而止呕；加之绿萼梅、代代花，疏肝和胃，理气解瘀。由于肝气过旺，脾胃受制，而中脘不舒，当扶土抑木，舒畅气机，调理肝脾。

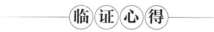

　　如张山雷云："凡胁肋胀痛，脘腹楂撑，多是肝气不舒，刚木恣肆为病。治标之法，每用香燥破气，轻病得之，往往有效。然燥必伤阴，液愈虚而气愈滞，势必渐发渐剧，而香药、气药不足恃矣。""有诸内者，必行诸外"，医者不可只抓主证而不识末梢，以求理法、方药一致。

八六、肺痿痰脓

　　朱右　肺痿咳痰如脓，已经三月有余，里热盗汗，面浮足肿，寒热时作。此由虚火燥金，肺热叶焦所致，姑以清金润肺为治。

　　南沙参三钱　桑白皮三钱　炙知母三钱　白杏仁打，三钱　川贝母钱半　海浮石四钱　生蛤壳四钱　生米仁四钱　粉甘草三分

　　加银杏肉打，三钱，活芦根一两。

回 **点 评**

　　患者肺痨久嗽，肺热耗伤阴津，肺热内蒸，里热盗汗，久咳不止，耗

伤肺气，运化失常，水湿泛滥，面浮足肿。南沙参养阴清肺，化痰益气，与知母、贝母养阴润肺止咳药同用，治疗肺燥痰黏，咯痰不利；配伍甘寒之桑白皮，泻肺平喘，利水消肿，治疗肺热喘咳，肺气不宣，水气不行之肿胀；白杏仁、银杏肉降气止咳平喘；浮石、蛤壳入肺经，清肺化痰；生米仁利水渗湿清肺热，治疗咳吐浓痰；粉甘草、活芦根清热润肺止咳。肺为清虚之脏，热去痰去，津气通调，痰咳自愈。

临证心得

肺痿治疗总体以补肺生津为原则。虚热证，治当生津清热，以润其枯；虚寒证，治当温肺益气而摄涎沫。临床以虚热证为多见，但久延伤气，亦可转为虚寒证。治疗应时刻注意保护津液，重视调理脾肾。脾胃为后天之本，肺金之母，培土有助于生金；肾为气之根，司摄纳，温肾可以助肺纳气，补上制下。

八七、咳呛呕痰

高左　阴疟咳呛，有声无痰，久而不已，呕恶痰沫，姑以和中祛邪为法。

蜜炙桂枝四分　白杏仁三钱　水炙甘草三分　新会皮钱半　制半夏钱半　真川贝钱半　嫩钩藤后入，三钱　川郁金一钱　云茯苓四钱

加银杏肉三钱，炒竹茹钱半。

点　评

患者阴疟咳呛，久而不已，肝失条达，脾失健运，上犯于肺，肺肃降无权，而上逆作咳，呕恶痰沫。桂枝温扶脾阳以助运水，甘草补脾胃不足而益中气，陈皮理气健脾，茯苓健脾利水渗湿；杏仁、银杏肉降气止咳平喘，降泄上逆肺气；郁金行气疏肝解郁，钩藤平肝息风。半夏为燥湿化痰、温化寒痰之要药，川贝母、炒竹茹为清热化痰，润肺止咳之药，茯苓、桂枝、陈皮、杏仁、甘草能燥湿化痰止咳、和中以使肝主疏泄，脾主

运化，气机通畅，肺气肃降，咳呛乃止，配伍化痰之药，化呕恶痰沫。

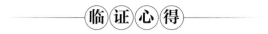

"气上呛，咳嗽生，肺最重，胃非轻。"言明咳嗽不只关系肺脏，尤其是久咳患者，应兼顾脾胃。"脾为生痰之源，肺为贮痰之器"，肺为娇脏，易受邪气侵袭，外邪犯肺，则肺气上逆而渐咳嗽。

八八、咳呛吐红

顾左　咳呛气逆，痰沫喑哑，吐红屡发。此由气屏伤络，肝阳射肺所致，姑以疏降。

南沙参三钱　旋覆花包，钱半　煅代赭石四钱　杜苏子三钱　白杏仁三钱　川贝母钱半　生米仁四钱　煅蛤蚧四钱　云茯苓四钱

加海浮石三钱，银杏肉打，三钱。

点评

患者肝阴亏虚，不能潜阳，肝阳上亢，灼伤肺阴，经气不利则咳呛气逆，肺阴灼伤则痰沫喑哑，吐红屡发。南沙参、川贝母、蛤蚧养阴清肺，用于阴虚劳咳，咽干音哑咳血；旋覆花降气消痰，降逆除噫，代赭石质重镇逆，坠痰止呕，与旋覆花相协而加强降逆下气、止呕化痰之功；银杏肉、杏仁、苏子皆能降气止咳平喘；海浮石清肺化痰，用于痰热咳嗽；茯苓、生米仁利水渗湿，治疗水湿内停，而化痰饮。以降气之药，以降肺气，助肺主气肃降，加以清热化痰，滋阴润燥，补肺阴。

临证心得

善补阴者，必于阳中求阴，则阴得阳升，而泉源不竭。滋阴药多滋腻碍胃，配以理气健脾之品，如陈皮，能取得更理想的疗效。

八九、腹痛腰酸

时右 腹痛胀满，腰酸带下，按脉沉弦。肝木侮中，脾不输运，姑以疏和。

左金丸五分，先吞 东白芍三钱 煅瓦楞四钱 制半夏钱半 新会皮钱半 台乌药三钱 广木香四分 川楝肉三钱 元胡索二钱

加八月札钱半，代代花四分。

点 评

腹痛胀满，按脉沉弦，提示患者肝郁气滞。腰酸带下，提示患者肝郁日久而化热，犯脾挟脾湿流下焦。肝木侮中，脾不输运，姑以疏和，提示肝病传脾，土运不及。当脾土郁滞日久又反过来影响肝木疏泄功能，即脾土反侮肝木。故君以左金丸来泻肝火，配白芍，味苦酸性微寒，入肝、脾经，助其柔肝止痛，平抑肝阳，兼以治疗肝脾不和，腹痛胀满。煅瓦楞、半夏和新会皮主入胃经，健脾调胃，治疗肝郁引起的脾胃不和，主治脾胃气滞不疏脘腹胀痛。广木香和台乌药、川楝子相配伍，可治肝郁气滞，行气腹痛。延胡索性温归肝、脾、心经，活血行气止痛。八月札和代代花兼顾。

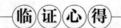

临证心得

肝脾不调指肝气不和引起脾失健运，肝脾功能失调的病证，包括肝气过盛，横逆犯脾胃，导致肝气犯脾，以及肝气郁结，疏泄不利，导致肝郁脾虚的证候。君药左金丸中黄连既清肝火，又清胃热，清心火，有"实则泻其子"之意，且少佐辛热疏达、直入肝经的吴茱萸，既可制约黄连寒凉凝滞、抑制肝气之弊，又可助黄连降逆止呕，为反佐药。二药合用，辛开苦降，一寒一热，相反相成，切中病机。

九〇、咳逆失音

朱左　咳呛气逆，失音咽痛，里热盗汗，按脉沉数，虚火燥金，肺失清肃，姑以和土保金为法。

西绵芪三钱　防风根一钱，同炒　生白术钱半　辰茯神三钱　新会皮钱半　甜杏仁三钱　真川贝钱半　款冬花钱半　海浮石三钱

加凤凰衣一钱，青竹叶三钱。

点　评

咳呛气逆，失音咽痛，提示患者虚火犯肺，肺失清肃。里热盗汗表明火旺致肺阴液亏损而燥，肺失宣发。肺主行水而通调水道，脾主运化水湿。脾之运化水湿赖肺气宣降的协助，而肺之宣降靠脾之运化以资助。脾肺二脏互相配合，共同参与水液代谢过程。因此肺失清肃，用和土保金法即补脾土来培肺金。甜杏仁、款冬花、海浮石、真川贝，均可润肺降燥止咳，治疗肺燥热引起的咳呛。凤凰衣即鸡蛋皮，具有养阴清肺之功，适用于治疗久咳失音。防风根祛风解表，可治咽喉肿痛，配以青竹叶生津清热。黄芪入肺经，补气益阳，可防止泻火过度而伤阳气。生白术、辰茯神、新会皮均入脾经，可健脾益气而和土。

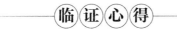

临证心得

肺与脾关系紧密。生理上，脾与肺在五行中母子相生，经脉相连，共同维持机体气机升降出入，输布全身津液；病理上，饮食不节、痰湿内生、内外合邪、脾胃不和均可影响到肺或脾，致肺脾均病。中医根据肺脾相关理论，对于肺病或脾病采用肺脾同调的治疗原则，理肺时不忘补脾，补脾时还须理肺，四君子汤、玉屏风散、升降散等方剂均采用了肺脾同调的组方原则。临床上需要我们辨体质的寒热虚实，辨病机的先后主次，才能在遣方用药上有所侧重。

下卷

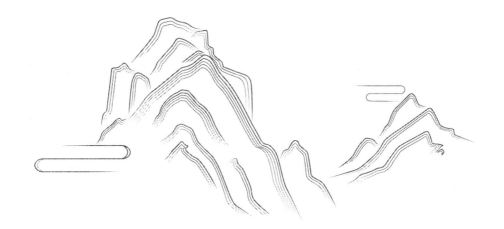

一、吐血愈后

仲左　示及吐红已愈，惟无形虚热之气倏升倏降，升则诸恙蜂起，降则诸恙稍安，总属脾胃升降失其常度，肺气失于流利也。以肺主气，诸气膹郁①皆属于肺，肺主一身流行之气焉。再以培土生金、和胃理气，俾②得冬至不剧为幸。

潞党参三钱，米炒　野於术钱半　云茯苓四钱　全当归三钱，酒炒　东白芍炒，三钱　厚杜仲三钱，盐水炒　新会皮钱半，盐水炒　海桐皮三钱　片姜黄八分　国老草三分，蜜炙　川续断二钱，酒炒　白杏仁三钱，打

加丝瓜络三寸，紫衣胡桃肉三钱。

用藕节炭五钱，路路通七枚，煎汤代水煎药为妙。

点　评

患者脾气升降失常和肺气失宣，潞党参补中益气，健脾益肺。野於术和云茯苓均有健脾之功，可和胃健脾益气。肝之经脉贯脾而上注于肺，肺气失于流利导致肝气不通，白芍甘补酸敛，苦泄微寒，入肝、脾经，养血调肝气，且白芍兼有养血之功，与当归相配，补血养血力强，可治疗吐血愈后气血亏虚。基于金水相生，盐杜仲、川续断和紫衣胡桃肉可补肾以生肺金。新会皮辛散通温，气味芳香，长于理气，能入脾肺，故既能行散肺气壅遏，又能行气宽中，用于肺气壅滞，脾胃气滞，片姜黄味苦辛，性温，归脾、肺经，具有破血、行气、通经的作用，既入血分，又入气分，与味甘、涩，性平，具有收敛止血兼有化瘀的功效的藕节炭同用，可治疗气滞血瘀。甘草蜜炙以后性味偏于温性，有补益心脾和润肺的作用，用于脾肺气虚所致的神疲乏力、肢体倦怠、少气懒言等。杏仁色白入肺，味苦走心，可以降虚火，治疗虚热之气升发。海桐皮、丝瓜络、路路通皆具有通经络之功。

---

①　膹（fèn 愤）郁：积满，郁结。
②　俾（bǐ 彼）：使。

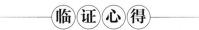

　　"诸气膹郁，皆属于肺"出自《黄帝内经》，属于病机十九条之一，意思为呼吸困难、胸闷憋气的疾病与肺相关。"肺"与"诸气"存在相互影响的关系，"诸气"包括六气或人身之气，"诸气"失衡可导致肺病，肺失调节可导致"诸气"变动。《黄帝内经》对肺与气的关系及肺的重要性早已明确论述，但是后世医家受"脾为后天之本"观点的影响，渐渐忽视了肺在人体的重要作用，使治疗缺乏全面。临床上应强调肺脾同为后天之天地，在气血津液的生成、气机调畅及水液代谢方面，生理上相互协调，病理上相互影响，疾病的治疗中相互为用，为临床治疗提供新的思路和指导。

二、寒热如疟

　　董左　寒热如疟，久而不已，脘满溺赤，便艰不爽，舌绛苔剥，按脉沉数。此由温邪挟湿，化燥烁阴，胃液暗耗，姑以清养胃阴，以和燥金为法。

　　金石斛三钱　天花粉三钱　粉橘白钱半　连翘心三钱　辰茯神四钱　炒丹皮钱半　香青蒿钱半　干兰草钱半　益元散四钱，包

　　加淡竹叶钱半，辰灯心五扎。

点　评

　　金石斛性味甘、微寒，归胃、肾经，具有益胃生津、养阴清热之功，配伍天花粉可以用于治疗热病伤津或胃阴不足导致的舌干口渴，舌绛苔剥。粉橘白味苦性辛温，具有和胃、化浊腻的功效。连翘心味苦，性微寒，归肺、心、胆、小肠经，具有清热解毒、宣散风热之功，常配丹皮清热凉血、豁痰开窍药物同用，治疗邪热入心。茯神具有宁心安神、利水消肿及补虚治劳的功效，并且具有健脾之功。青蒿具有清虚热、治疗疟疾之功。兰草滋养阴液，还具有清热凉血、滋养肺阴的功效，可以治疗燥邪伤

肺，耗伤阴液。益元散为祛暑剂，具有清暑利湿之功效，可以治疗暑湿，身热，小便溺赤。淡竹叶性寒，味淡、甘，归心、胃、小肠经，有清热泻火、利尿、除烦的作用。辰灯心具有清心降火、利尿通淋之功。

─── 临 证 心 得 ───

在温病病程的各个阶段，都存在着伤阴的病理变化，本例即以津液损伤为主要特点的肺胃阴虚证。辨治需遵循卫气营血和三焦辨证理论，分清脏腑病位，明辨病变阶段，把握疾病的转归。肺胃阴虚者治以甘寒生津养液，真阴亏虚者则应滋填真阴。在治疗过程中，要处理好祛邪与养阴、养阴与护阳之间的关系。

三、疮后余症

俞左　疮后里热，脘满纳呆，神疲溲赤，按脉沉细，姑以和脾渗湿为治。

川石斛三钱　云茯苓三钱　新会皮钱半　法半夏钱半　制朴花一钱　大腹皮三钱　粉草薢三钱　朱滑石三钱　方通草四分

加白蔻壳四分，鲜荷叶一角。

点　评

患者脘满纳呆，提示病位在脾胃，疮后里热，神疲溲赤，按脉沉细，表明患者体内多湿热，故用调和脾胃、清热、利水渗湿之方。大腹皮具有滋阴生津去热之功，可降胃火，且可治疗脘满腹胀，白蔻壳归脾、胃、肺三经，可行气化湿，治疗腹胀及各种消化不良。云茯苓具有健脾安神之功，治疗神疲乏力，鲜荷叶归脾、胃经，助其清热利湿。川石斛用以清疮后里热，且具有滋阴之功，可防止清热过而伤阴。半夏、制朴花具有化湿之功，可治疗湿阻脾胃，亦可治疗腹胀。粉草薢、滑石、方通草皆可清热利尿治疗湿热溲赤。

临证心得

湿热之邪侵袭人体，由于湿为阴邪，热为阳邪，最易形成湿闭其热，相互搏结的局面。因热在湿中，如油入面，两者难解难分，故病多缠绵不愈，最终损伤正气。湿热虽以脾胃为其病变重心，但随着病情的发展，却可导致全身一系列的病变。自清代著名温病学家叶桂提出"湿去热孤"的治疗思想以后，一直受到医家们的重视，并在实际应用中有所发展。

四、肝 积

经谓：五脏为积，六腑为聚[①]。积有五积，心积伏梁，肺积息贲，肝积肥气，肾积奔豚，脾积痞块是也。又谓：乙癸同源，肾肝同治，痛久必入血络。肝为藏血之脏，左边不得眠卧，由木火升冲遏盛，眠向于左，则遏抑其性，痛必加剧矣。所云温通二字，温者温气之义，非温燥竞进之谓。但肌肉已经销烁，燥则又恐伤阴，似不宜用也。鄙拟和脾益气以化湿，柔肝养营而通络，未识是否，以候裁酌。

生於术钱半 霍石斛三钱 扁豆皮炒，三钱 辰茯神三钱 粉橘络钱半 枸橘李钱半 东白芍三钱 煅瓦楞四钱 乌拉草八分 川郁金一钱 当归尾三钱 嫩钩藤四钱

加路路通五枚，伽楠香二分，磨汁冲服。

点 评

积聚为腹内结块为主的一类病症，通常积发五脏，聚属六腑，总的病机为气机阻滞，瘀血内结。肝积属积，病在血分，治以活血化瘀、软坚散结为主；又因肝主疏泄、条畅气机，且久病入络，故治疗肝积不离理气活血，柔肝止痛。又由于肝藏血，肾藏精，肝肾同源，故肝肾同治；肝藏血，喜舒达，恶抑郁，情志抑郁或肝积部位受压，则肝失条达，痛必加

---

① 五脏为积，六腑为聚：语本《难经·五十五难》。

剧。阳虚寒凝者，治以温通，即温而养之，但非单纯选用温热燥烈之药，因为肝积病久，耗伤气阴而消瘦，燥烈之品可伤阴津，非为所宜，故拟以健脾益气以化湿，柔肝养血以通络，以观后效。方中白术配伍扁豆衣健脾以祛湿；粉橘络、枸橘李、郁金配伍伽楠香，疏肝理气；当归、白芍、钩藤、路路通配伍乌拉草，养血柔肝，通络止痛；煅瓦楞子软坚散结。全方共收疏肝健脾、活血通络、软坚散结之功，达到治疗肝积的目的。

────── 临证心得 ──────

对于久病不愈的疾病，一方面应考虑可能出现的久病及血、入络、及肾等情况；另一方面，用药宜缓宜柔，扶正祛邪而不可峻药伤正。对于慢性疾病的治疗，当全方药性过偏时，可适当运用反佐之品，勿使过于偏颇。

五、咳　喘

陈峰师　昨拟和中理肺、降气涤痰之法，服之咳呛、喘逆较前均减，按脉沉细，中气尚亏，脾不输津，浊痰阻气，肺气上逆所致。再以和中降气，以冀血证不发为幸。

北沙参三钱　旋覆花钱半，包　煅代赭四钱　杜苏子三钱　白杏仁三钱　真川贝钱半　云茯苓四钱　白石英三钱　东白芍三钱

加凤凰衣八分，白果肉三钱，打。

◨ **点　评**

旋覆花性辛味苦，具有降气、消痰作用，多用于风寒咳嗽、喘咳痰多、痰饮蓄结等症，可治疗患者浊痰阻气，肺气上逆。旋覆花与煅代赭相配伍，治疗气逆。苏子辛温下气利膈消痰、润肺平喘；杏仁苦温降肺气以化痰止咳平喘，二者合用，降气化痰、止咳平喘之功效更著，用于治疗痰涎壅肺、肺气上逆之咳嗽气喘。北沙参有清肺热、生津液的功效。茯苓渗湿健脾、宁心安神，云茯苓渗湿力著，治疗脾不输津。真川贝清热润肺，

化痰止咳。石英味甘，性温，归肺经，可止咳降逆。白石英用于咳嗽气逆。东白芍具有敛阴、补血、活血、养血之功，可以补血而生气，治疗中气亏损，防止血证发生。凤凰衣又名鸡蛋皮，和白果肉皆具有补肺之功。全方体现了补泻兼施。

临证心得

张从正提出"祛邪即所以扶正，邪去证则自安"的观点，此方中旋覆花、煅代赭、苏子与杏仁主祛邪，而其余药味主补虚扶正，提示我们必须灵活掌握和运用祛邪与扶正这对矛盾。

六、肝脾不和

胡左　气屏络伤，肝脾不和，以致腹痛便溏，肠风远血，里热形黄，中满结痞，渐成虚膨，姑以疏和。

炒於术钱半　淡吴萸四分　煨益智钱半　制香附三钱　新会皮钱半　制半夏钱半　焦枳壳钱半　茯苓皮五钱　制朴花一钱

加白蔻仁四分，后入，官桂四分。

点评

患者气屏络伤，肝脾不和导致腹痛便溏，提示脾气虚，湿阻脾胃。炒於术性温，味苦、甘，入脾、胃经，适用于脾虚引起腹胀、便溏，具有健脾益气之功，配以新会皮、制朴花，治疗肝脾不和，脾虚湿阻所致腹痛。淡吴萸味辛，性温，入脾、胃经，治疗脾气虚而致腹痛。煨益智与茯苓皮皆可健脾，治疗便溏，茯苓皮可健脾渗湿，用于脾虚运化失常所致便溏，有标本兼顾之功。制香附性平，味辛、微苦、甘，具有疏肝理气之效，且可治疗肠风远血胃肠病。制半夏、枳实皆有散结痞之功，治疗中满结痞，且枳实性微寒味苦，具有破气除痞、消积导滞作用，对于腹满胀痛、胃肠疾病也有相应疗效。官桂即肉桂，味辛、甘，性热，归肝、脾经，疏肝理脾之功强。

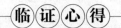

人体复杂，患者发病之情况多不典型，或症状繁多，寒热虚实错杂，或病机杂乱，难分主次。该患者病位在肝、脾，病性集寒、热、虚、实于一身，看似无章，应仔细思量，理清因果，抓住主次，切中病机，以施方遣药。

七、浊痰阻肺

吴右　咳呛虽减，气逆痰多，脘满纳呆。此由浊痰阻气，肺气上逆所致，姑以降气化痰为法。

旋覆花钱半，包　煅代赭四钱　杜苏子三钱　粉前胡钱半　新会皮钱半　白杏仁三钱　川贝母钱半　白茯苓四钱　怀牛膝三钱，炒

加白果肉三钱，打，炒竹茹钱半。

点 评

旋覆花辛散苦泄而温通，有降气化痰止咳、降逆止呕作用，为治痰阻气逆的要药，代赭石苦寒而质重，亦入肺胃，降摄肺胃之逆气而降气化痰止喘息，降胃气止噫气呕吐呃逆。旋覆花和煅代赭相配伍，共同治疗浊痰阻气，肺气上逆。患者仍有咳呛，故加入杜苏子，即紫苏，味辛，性温，归肺经，具有下气消痰平喘之功，加入白果肉敛肺止咳，共同治疗气壅痰滞的喘嗽。粉前胡、白杏仁均有降气化痰的功效，可加强君药的药效。陈皮苦辛而温，和茯苓相配能理气健脾，治疗脘满纳呆，且可燥湿化痰。贝母苦寒，功能清热散结，止咳化痰，与陈皮相伍，一清一燥，脾健则痰无以生，贝母清肺化痰，则痰无以贮，故可使化痰止咳之功增强。怀牛膝可通经络，助气道顺畅。

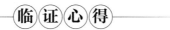 **临证心得**

于辨证论治者，即有是证就用是方，因此常有同病异治、异病同治，而病症结合，时方、经方原本不宜拘泥，经方亦可适当加减而用。

八、咳呛胁痛

蔡右　咳呛气逆、胁痛均减，按脉沉细，再以疏降。

北沙参三钱，米炒　杜苏子三钱　粉前胡钱半　新会皮钱半　白杏仁三钱　川贝母钱半　白茯苓四钱　怀牛膝三钱，炒　冬瓜皮三钱

加沉香片四分，白果肉三钱，打。

回 **点　评**

咳呛气逆，当属上焦肺失宣肃，肺为娇脏，其性清宣肃降。肺主一身之气，司呼吸，邪侵于肺，肺气不宣，清肃失职而咳呛气逆肝火。肺失清肃，燥热下行，灼伤肝肾之阴，使肝失调达，疏泄不利，肝肺不和，肝位居下，主疏泄，调畅气机，助脾气升清。脾运化失常，脾虚生痰，上贮于肺，或咳嗽日久不愈，耗伤正气。故以北沙参、杜苏子、粉前胡、白杏仁、川贝母、新会皮、白果肉化痰止咳，再配伍白茯苓及炒冬瓜皮，利水健脾，渗湿利尿，以绝生痰之源。再兼顾次证，胁痛及肾，加怀牛膝，补肝肾强筋骨，沉香片疏肝和胃。体现了标本兼顾、主次分明的治法。

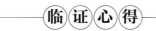 **临证心得**

咳呛胁痛之证，临床上需运用整体观念，脏腑生克制化的理论，注意各个脏腑之间在气机的运化相互依赖的关系，如肺主一身之气，司呼吸，肝主疏泄，调畅气机，脾主升清运化。诊疗时明主次抓病机，重在化痰止咳，兼顾胁痛，补肝肾强筋骨。

九、里热盗汗

施右　咳呛气逆、胁痛较前均减，里热盗汗，按脉沉细。此由肝阳射肺，肺失清肃所致，再以和中理肺为法。

嫩西芪三钱　防风根钱半，同炒　生白术钱半　辰茯神四钱　新会皮钱半　杜苏子三钱　甜杏仁三钱　真川贝钱半　款冬花钱半

加淮麦三钱，碧桃干二钱。

用糯稻根一两，煎汤代水煎药。

点 评

患者咳呛气逆、胁痛较前均减，提示前诊患者肝肺不和，肝阳犯肺，肺失清肃，燥热下行，灼伤肝肾之阴。现咳呛气逆，胁痛仍存在但减轻，而里热盗汗，脉沉细，提示表邪已去，正气不足，肺阴亏虚，肺失宣降，肝阴不足，肝阳射肺，而致肺阴虚。治宜降气化痰止咳清肺热。方中新会皮、杜苏子、甜杏仁、真川贝、款冬花理气化痰，润肺止咳。因素体虚弱兼顾肝阳受损，方中嫩西芪保肝固表止汗，补气生血。方中辰茯神、炒生白术健脾和中，运化水湿，以绝生痰之源。因久病及肺阴虚，淮麦、碧桃干、糯稻根养阴清热。养中有散，加以防风根祛风解表，胜湿止痛。

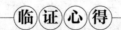

咳逆气逆，兼里热盗汗之证，病机上明辨虚实，分别寒热，治疗上运用和中理肺、降气化痰之法，还应注意肝肺同治，气血并调。

一〇、肝脾不和

马左　腹痛肠鸣，便泄纳呆，按脉浮紧。此由肝脾不和所致，姑以和中抑木为法。

焦冬术钱半　淡吴萸四分　煨益智仁钱半　新会皮钱半　制香附三钱　沉香曲二钱　广木香四分，煨后入　大腹皮三钱　川郁金一钱

加砂仁壳四分，炒朴花一钱。

点　评

患者表现为腹痛肠鸣，便泄纳呆，用制香附、新会皮、广木香、大腹皮、砂仁壳、炒朴花行气消痞除满，以焦冬术燥湿健脾补气，煨益智仁、沉香曲补肝肾温脾，体现了肝脾不和的治法。又配伍淡吴萸温中散寒，下气止痛。

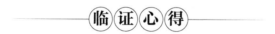

腹痛肠鸣，便泄纳呆，以肝脾不和为主症，故治疗上当以和中抑木、补益肝脾之法。肝喜条达而恶抑郁，故行气消痞除满；脾喜燥恶湿，故燥湿健脾。病机上更应明辨寒热，辅以温中散寒之法。

一一、疟后余症

陈右　疟后咳呛，痰黏不爽，又兼左足酸痛。今则虽缓，而咳则隐痛，纳谷呆钝，经水涩少，形瘦里热，按脉弦细，尺部沉涩，寐间盗汗。皆属真阴内亏，阴不摄阳，虚阳浮越，肺金受燥，清肃失司所致，暂以和卫理肺为治。

嫩西芪二钱　防风根一钱，同炒　生於术钱半　辰茯神四钱　粉橘络钱半　肥石斛钱半　甜杏仁三钱　真川贝钱半　怀牛膝炒，二钱

加凤凰衣八分，淮麦三钱。

⧉ 点 评

　　患者疟后咳逆，痰黏不爽，提示疟疾伤肺，肺失宣降，脾运化失常，脾虚生痰，上贮于肺，或咳嗽日久不愈，耗伤正气。脾主四肢，故兼见左足酸痛。现纳谷呆钝，经水涩少，形瘦里热，按脉弦细，尺部沉涩，寐间盗汗，提示素体真阴内亏，阴不摄阳，故虚阳外浮，治以和卫理肺。方中粉橘络、甜杏仁、真川贝降气化痰，润肺止咳。炒生白术、生於术、辰茯神健脾和中，培土生金，与嫩西芪为伍补气生血。怀牛膝补肝肾。肥石斛、凤凰衣、淮麦滋阴，益气，清肺。防风根祛风解表，助肺气宣发。

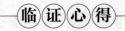

　　疟后咳逆，痰黏不爽，应在病史上辨新久，病机上辨虚实。诊疗疾病多运用阴阳五行理论，明辨阴阳盛衰。关注脏腑理论，子病及母，故肺病循其本在脾，"实则泻其子，虚则补其母"，故以培土生金之法，肺虚则应重在补脾气。还应关注标本兼治，气血并调。

一二、形瘦腹膨

　　陆右[①]　劳伤肝脾，形瘦里热，宿痞腹膨，年已摽梅[②]，情窦未开，姑以扶土抑木为法。

　　炒於术一钱五分　白茯苓三钱　扁豆衣三钱，炒　新会皮钱半　霞天曲钱半，炒　炒枳壳钱半　制香附三钱，打　广木香四分　粉甘草三分

　　加缩砂仁四分，七香饼钱半。

---

　　① 右：原作"左"，据文义改。

　　② 摽梅：谓梅子成熟而落下。比喻女子已到结婚年龄。《诗经·召南·摽有梅》："摽有梅，其实七兮；求我庶士，迨其吉兮。"

回 点 评

患者形瘦里热，宿痞腹膨，用药以炒於术、扁豆衣、霞天曲、炒枳壳、炒新会皮、广木香、缩砂仁、制香附行气健脾、消痞除满。白茯苓、七香饼燥湿健脾。生於术还有补脾益气、化湿利水、固表止汗、消积之功。粉甘草缓和药性。

临证心得

形瘦里热，宿痞腹膨，虽劳伤肝脾，但主因是脾失健运，在临床上应主次分明，用行气健脾消痞胀满药，以扶脾土而抑制肝木，侧重行气健脾。

一三、中气亏虚

杜左　遗泄得止，伛偻亦愈，流注渐消渐敛，按脉沉细。中气尚亏，再以培中益气、摄下固精为法。

炒潞党二钱　炒於术钱半　云茯神四钱　新会皮钱半　竹沥曲二钱　炒杜仲三钱　炒川断二钱　煅牡蛎四钱　煅龙骨四钱

加金毛脊四钱，丝瓜络三寸。

回 点 评

患者以遗精、泄泻和伛偻就诊，泄泻日久伤脾，遗精日久伤肾亏虚，导致伛偻。今遗泄渐敛，但按脉沉细，提示中气尚亏，肾元亏虚，故以培中益气，益肾摄下固精。方中炒潞党益气补血，生津滋阴。云茯神安神助眠宁心，健脾益肾滋阴养血。炒杜仲、炒川段、煅牡蛎、煅龙骨、金毛脊，大量补肝肾、敛汗固精药来摄下固精。方中竹沥曲清虚火，祛痰利窍，祛体内无形之痰。丝瓜络辅助祛风，通络，活血。体现了治其本的思想，健脾补益肝肾，培中益气，摄下固精，并辅助祛风通络利窍，使药能达其所。

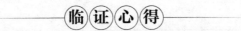

1.明主次，抓病机。中气不足，当以培中益气法，补益肝肾脾气。

2.运用引药归经的理论，把药物的作用与人体的脏腑经络密切联系，使得药到病所。

3.对于正气亏虚之证，用药宜缓宜柔，不可峻药伤正。

一四、肝脾不和

张左　脘痛胀满，结痞攻动，里热脉弦，肝脾不和，运行失司，姑以疏化。

川楝肉三钱　元胡索二钱　淡吴萸四分　制香附四钱　新会皮钱半　制半夏钱半　焦枳壳钱半　沉香片四分　广木香四分

加白蔻仁四分，后入，佛手钱半。

点 评

患者表现为脘痛胀满，结痞攻动，辨证为肝脾不和，故治疗以疏肝理脾为要，方中运用制香附、新会皮、制半夏、焦枳壳、沉香片、广木香、白蔻仁、佛手等，共奏疏肝行气、消痞散结、理气健脾之功；同时，少佐延胡索，防治气滞导致血瘀，又不损行气之主旨；全方在大队辛香偏燥的理气药中，配伍川楝肉，川楝药性苦寒，防止过于香燥而助热。

临证心得

肝脾不和之证，重点在疏肝健脾，治疗上应关注脏腑生理特点功能，肝主疏泄，主升发，喜条达。肝失疏泄，则横乘脾土，肝脾不和，运化失司，故治疗当以疏肝理气健脾。同时，组方配伍时，注重佐助和反佐之法的运用。

一五、痿证

叶右　右足酸痛，不肿不红，难以步履，此痿症也。里热盗汗，形黄肉削，时欲便溏，按脉沉细。此由肝肾两亏，营虚气痹所致，暂以和卫调中、养营通络。

真西芪炒，三钱　防风根一钱，同炒　生冬术钱半　炒杜仲三钱　炒川断二钱　怀牛膝二钱，炒　秦艽肉钱半　五加皮钱半　全当归三钱，酒炒

加千年健二钱，酒炒桑梗四钱。

点　评

患者右足酸痛，难以步履，提示此痿证也，由肝肾两亏、营虚气痹所致。用真西芪、炒杜仲、炒川段、怀牛膝、秦艽、五加皮、千年健、酒炒桑梗来补肝肾，强筋骨，祛风湿。而酒炒还可以加强温补肝肾活血通络的功能。里热盗汗，时欲便溏，脾气虚弱，方中炒生冬术补益脾气。血能载气，血能生气，故加大量全当归补血调经，活血，并能消肿止痛生气。

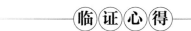

1. 营虚气痹，营虚则补，肾为先天之本，脾为后天之本，补益脾肾可补其虚。

2. 肝肾亏虚：虚则补之，痿证重在补肝肾，强筋骨，祛风湿。

3. 气血津液关系理论：气为血之帅，血为气之母，血能载气，血能养气，补血活血而能生气止痛。

一六、肝脾不和

王右　腹痛泄泻已经三载，头蒙心悸，两足浮肿，脘满腹胀，至冬咳呛，气逆痰沫，按脉沉细。此由肝脾不和，运行失司，姑以和土抑木、理

气化湿为法。

炒於术钱半　淡吴萸四分　煨益智钱半　制香附四钱，打　新会皮钱半　焦白芍三钱　御米壳三钱，炒　诃子皮二钱，炒　炮姜炭四分

加煨木香四分，后入，官桂四分。

🔲 点 评

患者症见腹痛泄泻，头蒙心悸，脘满膜胀，是由于脾阳久衰，失于温煦，不能舒展，伏匿于阴中耳；脾失健运，水湿不化，潴留下肢则见浮肿，饮留于肺，则肺气上逆。唯以温煦脾阳为宜，药用炒於术、淡吴萸、煨益智、炮姜炭、御米壳、诃子皮涩肠敛肺；肝脾气机郁滞，不通则痛，故用制香附、新会皮健脾，煨木香疏肝，以恢复肝脾气机，使气行则痛止；芍药酸敛阴柔，缓中止痛；官桂补火助阳，温补脾肾。

临证心得

1. 临床治疗腹痛泄泻，应先辨新久，中别虚实，后分寒热，因证施治。

2. 注重脾虚与湿盛的关系。明代李中梓《医宗必读·泄泻》有"无湿不成泻"之说，并提出"治泻九法"。

3. 注重与他脏的联系。如明代张介宾《景岳全书·泄泻》曰："泄泻之本，无不由于脾胃。"命门火衰则脾失温煦，运化失职，水谷不化，湿浊内生，遂成久泻，甚至是五更泻，故与肾阳关系密切。《医方考》云："泻责之脾，痛责之肝，肝责之实，脾责之虚。脾虚肝实，故令痛泻。"

一七、寒热吐泻

顾左　寒热类疟，吐泻交作，脘闷纳呆，姑以疏解。

川桂枝四分　白杏仁三钱　制半夏一钱　新会皮钱半　制小朴八分　广藿香钱半　香青蒿钱半　焦枳壳钱半　朱滑石三钱

加白蔻仁四分，青木香一钱。

点 评

《素问》云:"清气在阴,浊气在阳,营气顺行,卫气逆行,清浊相干,乱于肠胃,则为霍乱。"其病由邪气结滞中焦,阻隔上下,正气不通。上之阳气不得下通于阴,则上壅而吐。下之阴气不得上通于阳,则下迫而泻。故凡治此证者,必以和胃健脾为主。方用半夏、陈皮、白蔻仁燥湿健脾,厚朴、藿香、枳壳、木香、滑石健运脾胃,上下分消;桂枝、杏仁、青蒿解表疏卫。

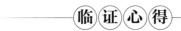

霍乱以上吐下泻、反复不宁为主。其病因有外受风寒,寒气入脏而病者;有伤饥失饱,饥时胃气已伤,过饱食不能化而病者;有不慎口腹,内伤食饮而病者,总之其病机在于寒湿伤脾。其邪在脾胃,则中焦不能容受,故从上而出则为吐,从下而出则为泻,且凡邪之易受者,必其脾气本柔,而既吐既泻,则脾气不无更虚矣。

一八、疟母攻痛

陆左　劳伤腹痛,便溏肠红,疟母攻痛,里热形瘦,面浮足肿,按脉沉弦,姑以和脾疏肝为治。

炒於术钱半　淡吴萸四分　煨益智钱半　新会皮钱半　制半夏钱半　制香附三钱,打　黑地榆三钱　槐米炭三钱　焦白芍三钱

加煨木香四分,后入,炮姜炭五分。

点 评

凡疟经年不瘥,谓之老疟,必有痰水瘀血,结成痞块,藏于腹胁,作胀且痛,乃疟母也。其荣卫亏损,邪伏肝经,胁下有块,此证当以补虚为主,每见急于攻块者,多致不救。疟母常用鳖甲煎丸,此《金匮》法,然

此患者已见便溏肠红，其脾阳衰微，故应以温中健脾、理气止血为主。方用白术、吴茱萸、益智仁温脾止泻；陈皮、半夏、香附、木香燥湿理气；地榆、槐米炭、炮姜炭止血，其炒焦加强止血作用；白芍则柔肝缓急。

—— 临证心得 ——

疟母日久，不可即用攻伐。疟母也，或食积痰涎瘀血结成痞块，藏于腹胁，作胀且痛，令人多汗，此乃荣卫虚损，邪气留着，宜养正气，终当自化，设误为攻削，必至中满，慎之。临床上应分轻重缓急虚实，不可犯虚虚实实之弊。

一九、腹痛肠风

王左　腹痛肠风，便溏结痞，溲溺混浊，欲解屏痛，按脉沉数。肝脾络伤，姑以疏和。

焦冬术钱半　淡吴萸四分　煨益智钱半　制香附三钱，打　新会皮钱半　制半夏钱半　制朴花一钱　炒车前三钱　带皮苓四钱

加煨木香四分，后入，淡竹叶钱半。

点评

此病以腹痛为主，兼有便溏痞胀，小便浑浊，故病机为脾阳不足。需注意的是其与肠风脏毒不同，无下血之症。脾气亏虚，升举乏力而腹痛便溏，健运失司而痞胀，影响到小肠泌别清浊而致溲溺浑浊，故方应温阳健脾为主，兼利尿渗湿。吴茱萸、益智仁散寒止痛，助阳止泻；白术、陈皮、半夏燥湿健脾，消痞散结；香附、木香、厚朴行气理气；车前子、茯苓、竹叶淡渗利湿。

—— 临证心得 ——

腹痛发病过程中病机变化复杂，往往互为因果，互相转化，互相兼

夹。脏腑气机阻滞，气血运行不畅，经脉痹阻，"不通则痛"，多为实证；脏腑经脉失养，则"不荣而痛"，多为虚证。其治疗以"通"字立法，但"通"并不是仅指通下之法，在临床上应根据辨证的虚实寒热，实则攻之，虚则补之，热者寒之，寒者热之，滞者通之。

二〇、腰痛肠风

陆左　腰脊酸痛，肠风便溏，按脉沉弦。此由肝脾络伤所致，姑以和中调营为法。

炒於术钱半　香附炭三钱　焦赤曲三钱　黑地榆三钱　炒槐米三钱　炮姜炭五分　焦白芍三钱　子芩炭钱半　卷柏炭三钱

加椿根皮三钱，炒，红枣三枚，炒。

⊟ 点 评

肠风泄泻，血出于脾，下血不止，腰脊失于濡养而致酸痛，故应以健脾止血为主。药物多用炭制，取其收敛止血之用。白术健脾燥湿，香附理气健脾，白芍缓急止痛，子芩清热燥湿止痢，防止温热太过而加重出血，焦红曲活血化瘀，以防止血而致瘀，其余药物共奏止血、凝血之效。

临 证 心 得

治血则当遵循《血证论》提出的"止血、消瘀、宁血、补虚"四原则。各种血证均可酌情选用凉血止血、收敛止血或活血止血的药物，并严密观察病情，做到止血而不留瘀。轻症便血应注意休息；重症者则应卧床。同时，应注意观察便血的颜色、性状及次数，若出现头昏、心慌、烦躁不安、面色苍白、脉细数等症状，常为大出血的征兆，应积极救治。

二一、咳呛痰阻

邵右　始而失血，时发时止，咳呛气怯，痰沫不爽，甚则泛呕，里热骨蒸，形瘦肉削，按脉濡数，右部浮滑，乃当怀妊。正值太阴脾不输津，蒸痰阻气，肺气上逆，血随气升，气即火也。暂拟和中理气、润肺祛痰，症屡纠缠，须善理之。

生於术钱半　炒子芩钱半　云茯苓三钱　粉橘络钱半　甜杏仁三钱　真川贝钱半　冬青子三钱　墨旱莲三钱　淡秋石五分

加凤凰衣八分，银杏肉三钱。

用藕节炭四钱，糯稻根五钱，煎汤代水，以水煎药。

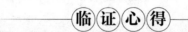

点　评

正如文中所述，此病病机在于脾不输津，津液停滞而为痰浊，停于脾胃则见呕恶，上干于肺则见呛咳吐痰，痰浊日久化热耗伤阴液而出现里热骨蒸，形瘦肉削之候，热伤肺络可见时有咯血。故治疗在于健脾燥湿化痰，故用白术、黄芩、茯苓、粉橘络；同时应养阴润肺止咳，故用冬青子（女贞子）、墨旱莲、淡秋石、糯稻根养阴，杏仁、川贝、凤凰衣、银杏肉润肺止咳；藕节炭止血消瘀，治疗出血。

临证心得

咳嗽的治疗应注意咳必治肺，还须整体治疗。咳为肺气上逆，治必在肺，但内伤咳嗽与其他脏腑密切相关，除治肺外，尚应注意整体治疗。如痰湿咳嗽治当燥湿健脾化痰；肝火咳嗽治当泻肝顺气降火；阴津亏耗治当滋肾养阴润肺。

二二、脾失输运

冯左　劳倦伤气，脾不输运，以致脘胀腹痛，便泄溺赤，里热，姑以疏和。

焦冬术钱半　淡吴萸四分　煨益智钱半　制香附三钱，打　新会皮钱半　制半夏钱半　焦枳壳钱半　制朴花一钱　大腹皮三钱

加砂仁壳四分，煨木香五分，后入。

> **点　评**

脾胃在中焦，主运化，主升清，主统血，为后天之本，气血生化之源。其病理主要表现为运化、升降、统摄等功能的异常。若脾运化水谷精微的功能减退，则消化吸收功能失常，出现泄泻、腹胀、腹痛等病证；运化水湿功能下降，则可产生湿、痰、饮等病理产物，发生痰饮、泄泻等病证；若失于统血则见血证。治疗上用白术、陈皮、半夏健脾燥湿；吴茱萸、益智仁、砂仁温中止泻；其余气药则理气行气，恢复脾胃升降功能。

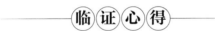

——临证心得——

脾胃为后天之本，气血生化之源，所以在疾病治疗中应注意脾胃功能的调整，顾护脾胃。

二三、腰酸足萎

陆左　腰脊酸痛、足萎无力较前皆松，便血亦止，惟能纳不运，胃强脾弱，脾不输津所致，再以和脾化湿、柔肝理气为法。

炒潞党钱半　炒於术钱半　云茯苓四钱　淮山药炒，三钱　扁豆皮三钱，炒　益智仁钱半　制香附三钱，打　广木香四分　台乌药三钱

加缩砂壳四分，海金沙四钱，包。

🔲 点 评

本条接于下卷第20条，患者经健脾止血治疗后腰脊酸痛、足萎无力、便血等症状较前缓解，但仍有纳运不行，脾不输津等症状，故治疗上应以健脾益气化湿为主，方以党参、白术、山药补中益气；白扁豆、砂仁化湿开胃，温脾止泻；益智仁、乌药温脾止泻摄涎，暖肾缩尿固精；香附、木香理气健脾；茯苓、海金沙淡渗利湿，同时也防止温药太过。

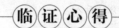

腰酸足痿者常取于脾胃。其原因在于阳明者，五脏六腑之海也，主润宗筋，宗筋主束骨而利机关也。肺主津液，肝肾主精血，皆赖于脾胃，胃主纳谷，脾主运化，脾与胃相表里，若脾胃功能失调，脏腑气、血、精、津不能充沛，筋脉失去濡养，不利于痿证的恢复，故提出了"治痿独取阳明"这一原则，临床常以此来治疗。

二四、麻风肌麻

陆左　麻风肌肉麻木渐愈，黑色渐退，按脉沉细，再以养营息风为治。

酒炒生地四钱　黑料豆皮三钱　鳖虱胡麻①三钱　白池菊炒，钱半　鸟不宿三钱　全当归三钱　五加皮钱半　桑寄生三钱　粉甘草三分

加酒炒桑梗四钱，络石藤三钱。

🔲 点 评

此处所指麻风肌麻，类似于血痹之证。血痹之状，形体肌肤，如被微

---

① 鳖虱胡麻：胡麻中栗色者。甘，平。入肝、肾经。具有补肝肾、益精血、润肠燥之功。治肝肾不足，虚风眩晕，耳鸣，头痛，血虚风痹麻木，肠燥便秘，须发早白，病后脱发，妇人乳少。

风所吹者是也。血痹者，营卫不和，失于濡养而见手足麻木不仁，游走无定；血行不畅，肌肤失于濡养，甚至形成血瘀而致肌肤甲错，两目黯黑。其治则在于以下三点：一是"治风先治血，血行风自灭"，故应养血祛风。二是血痹初在肌肤，日久则耗伤气血，损伤肝肾，故应顾护肝肾。三是叶天士对于痹证日久不愈则有"久病入络"之说，主张用活血化瘀法来治疗。所以方中用胡麻、白池菊、桑梗疏散风邪，黑大豆皮、乌不宿、当归养血行血，生地、五加皮、桑寄生滋补肝肾，络石藤祛风通络，甘草调和诸药。

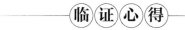

临证心得

血痹一词见于《金匮要略》，云："血痹，阴阳俱微，寸口关上微，尺中小紧，外证身体不仁，如风痹状，黄芪桂枝五物汤主之。"同时也要注意到，血痹、虚劳，非一病也，而证有相通。血痹之证，必因于虚劳，所谓骨弱肌肤盛，重因疲劳汗出是也。虚劳之病，必致血痹，所谓中有干血，肌肤甲错，两目黯黑是也。

二五、虚　怯

葛右　瘰疬旋溃旋起，脘腹胀满，月事不转，里热盗汗，病已年余，渐成虚怯，慎之。

真西芪炒，三钱　防风根钱半，同炒　生於术钱半　辰茯神四钱　新会皮钱半　枸橘李钱半　制香附三钱　沉香曲二钱　川郁金一钱

加淮麦三钱，代代花四分。

◨ **点　评**

瘰疬病因在于情志内伤，肝气郁结，肝木乘脾土，脾失健运，痰湿内生，气滞痰凝，结于颈项；或肝郁化火，下灼肾阴，阴虚火旺，热盛肉腐而成脓。木旺克土，脾胃失运，则脘腹胀满，溃后脓水淋漓，耗伤气血，经久难愈，则见月事不转，里热盗汗。故其治疗重点在于疏肝健脾。方用

香附、郁金、代代花行气解郁，黄芪、生於术健脾益气，陈皮、枸橘李、沉香曲理气健脾，防风、茯神利水，淮麦顾护胃气。

临证心得

瘰疬的预防与治疗应注重以下几点：一是保持心情舒畅，情绪稳定。二是劳逸结合，避免过度体力活动，节制房事，以免耗伤肾阴。三是增加食物营养，忌食鱼腥发物、辛辣刺激之品。四是积极治疗其他部位的虚痨病变。五是瘰疬后期，气血亏虚，应着重顾护脾胃。

二六、痫 厥

陈左　痫厥屡发，眩晕头疼，手足抽搐，神志模糊，姑以和中息风为法。

白附子八分　嫩钩藤四钱，后入　煨天麻八分　白池菊钱半，炒　石决明五钱　苍耳子三钱　广郁金一钱　辰茯神四钱　天竺黄钱半

加青蒙石四钱，辰灯心五扎。

点 评

李用粹《证治汇补·痫病》云："或因卒然闻惊而得，惊则神出舍空，痰涎乘间而归之。"由于突受惊恐，致气机逆乱，痰浊随气上逆，蒙蔽清窍；或五志过极化火生风，或肝郁日久化火生风，风火夹痰上犯清窍，元神失控，发为本病。可以看出惊乱和痰涎在痫厥发病过程中尤为重要。方中以天麻、钩藤、白池菊、石决明清热平肝，息风定惊；郁金、辰灯心清心解郁；白附子、茯神、天竺黄、青蒙石祛风除痰；苍耳子开窍醒神。

临证心得

急则治其标，缓则治其本。痫证治疗首当分清标本虚实，轻重缓急。发作期开窍醒神定痫以治其标。若有持续发作状态，可配合抗癫痫西药。

休止期祛邪补虚以治其本，治宜健脾化痰，滋补肝肾，养心安神等。投以滋补肝肾之品，既可育阴潜阳息风，又可柔筋，对防治痫证反复发作具有一定的作用。同时注重虫类药及芳香开窍药的应用。

二七、湿热中阻

姜左　寒热头疼，脘闷胁痛，纳呆神疲，面黄黑色。湿热阻气，分清失司，姑以疏解。

大豆皮三钱　嫩苏梗钱半　广藿梗钱半　香青蒿钱半　新会皮钱半　法半夏钱半　焦枳壳钱半　朱滑石四钱　制小朴一钱

加白蔻仁四分，后入，炒竹茹钱半。

点　评

其病机在于湿热中阻，湿热上蒙，可见头疼；留滞脾胃，脘闷纳呆；气因湿阻，不通则通，可引起胁痛；精微失于输布，可致神疲面黄；湿热积于下焦，溲便不分。方以清热利湿、理气宽中为主，其中以滑石、竹茹、青蒿清热利尿；苏梗、枳壳、藿梗理气宽中；半夏选择法半夏，因法半夏善和胃燥湿；厚朴下气除满；大豆皮、陈皮、白蔻仁行气开胃。

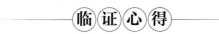

治疗本病，一是祛湿热，二是运脾。祛湿热即是祛邪，祛除困阻脾胃之因，运脾即是恢复被困之脾胃功能。祛湿热有助于运脾，运脾也有助于祛湿热。

二八、肠风腹痛

裔左　咳呛气逆，吐红得止，肠风腹痛复发。此由气屏络伤，血从内溢所致，再以和中调营为治。

炒於术钱半　辰茯神三钱　新会皮钱半　制香附三钱，打　焦白芍三钱　黑地榆三钱　槐米炭三钱　茜草根炒，三钱　真川贝钱半

加椿根皮四钱，炒，银杏肉三钱，打。

点 评

肠风腹痛病位在脾，咳呛气逆、吐红病位在肺，此病病机在于脾胃失运，不通则痛。同时，脾胃气机不降，引起肺气上逆，而见咳呛气逆，气屏络伤，血从内溢故见吐红。随经治疗后吐红得止，但仍应以和中止血为主。炒白术、辰茯神健脾益气，燥湿利水；陈皮、香附理气健脾，行气解郁；白芍归肝、脾经，平肝止痛，养血调经；地榆、茜草根、槐米炭、椿根皮收敛止血；真川贝、银杏肉润肺止咳。

临证心得

腹痛需辨虚实，实证腹痛，起病急，病程短，痛势急剧，暴痛拒按，其中以气滞、血瘀、食积多为常见。虚证腹痛，起病缓，病程长，痛势绵绵不绝，喜暖喜按，时缓时急，为虚痛。同时在治疗出血类疾病过程中，需要注意脾的统血功能，脾气充足则能控制血液在脉中正常运行。

二九、咳　呛

巫左　咳呛痰黏，气机不舒，按脉沉弦。肝阳上逆，肺失下降，姑以和中理肺为法。

北沙参三钱，米炒　杜苏子三钱　新会皮钱半　白杏仁三钱，打　川贝母钱半　冬瓜子三钱　云茯苓四钱　怀牛膝三钱，炒　白石英三钱，煅

加砂仁壳四分，荷边两圈。

点 评

情志内伤是咳嗽的常见病因之一，多因情志不遂，郁怒伤肝，肝气郁

结，失于条达，气机不畅，日久气郁化火，因肝脉布胁而上注于肺，肝阳上逆，肺降不及，故气火循经犯肺，发为咳嗽。当以清肺泻肝，化痰止咳为治法。川贝母、白杏仁、冬瓜子、荷叶清肺化痰止咳；杜苏子、白石英止咳降逆；北沙参养阴清肺，益胃生津；陈皮、云茯苓、砂仁健脾燥湿，理气化痰，健脾则痰无以生；怀牛膝为此方之妙用，其效在补肝肾，强筋骨，逐瘀通经，引血下行，一合苏子、石英起降逆之效，二合沙参养肺肾之阴，三为肺热日久，因热致瘀，需活血化瘀以预防瘀血形成。

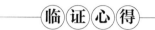

《素问·咳论》云"五脏六腑皆令人咳，非独肺也"，此话的含义是其他脏腑功能失调，影响到肺的宣发也可产生咳嗽，并不是单纯外邪犯肺或肺脏自病才会引起咳嗽。它脏及肺的咳嗽，可因情志刺激，肝失调达，气郁化火，气火循经上逆犯肺所致；或因饮食不当，嗜烟好酒，熏灼肺胃，过食肥厚辛辣，或脾失健运，痰浊内生，上干于肺致咳。

三〇、肝脾失统

庞右　癸水①不转已经六载。去冬失血，上吐下泻，脘腹胀满，按脉弦细。此由肝脾失统，冲任暗损，症屡纠缠，须善理之。

炒丹参三钱　鸡血藤三钱　炒香附三钱　炒当归三钱　焦白芍三钱　白川芎钱半　炒杜仲三钱　炒川断二钱　金毛脊四钱

加北艾炭八分，煨木香四分，后入。

点　评

患者癸水不转，此为年老肾衰。同时肝主藏血，脾主统血，失血与肝脾关系密切。分析用药认为患者的病机主要在于肝肾阴虚，脾虚症状为此基础上的演变。治疗用炒丹参、鸡血藤、炒当归、川芎补血活血；北艾炭

---

① 癸（guǐ 鬼）水：妇女月经的别称。

散寒止痛，温经止血；炒香附、煨木香行气解郁，调经止痛；焦白芍平肝止痛，养血调经；炒杜仲、炒川断、金毛脊补肝肾，强筋骨。

———— 临证心得 ————

体虚久病，统血无权。劳倦纵欲太过，或久病体虚，导致心、脾、肾气阴不足，血不循经而致出血。若损伤于气，则气虚不能摄血，以致血液外溢而见衄血、吐血、便血、紫斑；若损伤于阴，则阴虚火旺，迫血妄行致衄血、尿血、紫斑；若久病入络，使血脉瘀阻、血行不畅、血不循经也致出血。止血，消瘀，宁血，补血四法是通治血证的大纲。

三一、肠风便血

顾左　腹痛便溏，肠风近血，按脉沉细。肝脾络伤，络血内溢，姑以和中调营为法。

炒於术钱半　云茯苓三钱　新会皮钱半　制香附三钱　焦白芍三钱　炮姜炭四分　黑地榆三钱　槐米炭三钱　炙甘草三分

加煨木香四分，后入，椿根皮三钱，炒。

腹痛、便溏、肠风均减，按脉沉细。肝脾未协，再以疏和。

炒於术钱半　云茯苓三钱　新会皮钱半　制香附三钱　焦白芍三钱　炮姜炭四分　卷柏炭三钱　椿根皮炒，三钱　国老草三分

加侧柏叶四钱，炙，焙荷蒂三枚。

回 点 评

肠风出自《济生方》，是指血从肛门排出，色清而鲜者，多因脏腑劳损，气血不调及风冷热毒搏结于大肠而致。本病病机在于土虚木乘，治疗以健脾止血为主，兼以柔肝行气。初诊以生於术、陈皮、茯苓健脾益气；炮姜炭、黑地榆、槐米炭、椿根皮止血；香附、木香、白芍，行气解郁，平肝止痛；炙甘草补脾和胃，调和诸药。复诊中腹痛、便溏、肠风等脾虚症状虽减，但按脉仍沉细，此为肝脾未协，方义不变，多选入肝经的止血

药物，适当减少入脾经的止血药物，如卷柏炭、侧柏叶、焙荷蒂等。

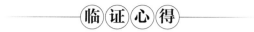

临床需区分肠风与脏毒，两者均属近血，但肠风血色鲜泽清稀，其下如溅，属风热为患。脏毒血色暗浊黏稠，点滴不畅，因湿热（毒）所致。明代戴元礼《秘传证治要诀及类方》明示："血清而色鲜者为肠风，浊而暗者为脏毒。"清代吴谦《医宗金鉴》云："先便后血，此远血也，谓血在胃也，即古之所谓结阴，今之所谓便血也；先血后便，此近血也，谓血在肠也，即古之所谓肠澼为痔下血，今之所谓脏毒、肠风下血也。"

三二、狐　疝

金左　淋浊得止，狐疝①屏痛较前亦松，按脉沉弦，再以疏肝通气为治。

金铃肉②三钱　小茴香五分　淡吴萸四分　焦楂炭三钱　炒橘核三钱　广木香六分　制朴花八分　枸橘李钱半　粉草薢三钱

加荔枝核炒，三钱，丝瓜络三寸。

🔲 点　评

《医述》云："小肠病者，少腹痛，腰脊控睾而痛，时窘之后，肝所生病为狐疝。"同时，木旺克脾，脾升清作用不及而出现淋浊。治疗当以行气疏肝、散寒止痛为主，兼以利湿去浊。方中用金铃肉疏肝行气；小茴香、淡吴萸散寒止痛，理气和胃；炒橘核、荔枝核理气散结止痛；焦楂炭、广木香、制朴花、枸橘李行气止痛，健脾化湿；粉草薢利湿去浊；丝瓜络通络祛风。

---

①　狐疝：病证名。出《灵枢·本脏》。又名阴狐疝气，狐疝风。俗称小肠气。指有物入阴囊，时上时下的病证。多因寒气凝结厥阴肝经所致。

②　金铃肉：即川楝子。

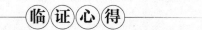

小肠气、膀胱气与疝气部位相近，需注意鉴别。《医学统旨》曰："小肠气，小肠之病；膀胱气，膀胱之病；疝气，肝经之病。三者自是不一。昔人以小肠、膀胱气为疝者误也。殊不知足厥阴经环阴器，抵少腹，故病此者。其发必睾丸胀痛，连及少腹，则疝气之系于肝经可知矣。小肠气俗谓之横弦、竖弦，绕脐走注，少腹攻刺，而膀胱气则在毛际之上，小腹之分作痛，与疝气之有形如瓜，有声如蛙，或上于腹，或下于囊者不同也。但小肠、膀胱因经络并于厥阴之经，所以受病连及于肝，则亦下控引睾丸为痛，然止是二经之病，不可以为疝也。"

三三、淋浊溺赤

钱左　淋浊溺赤逾年复发，按脉沉涩，少腹隐痛。此由湿热下注，分清失司所致，姑以和中分利为法。

川石斛四钱　带皮苓四钱　川萆薢三钱　炒泽泻三钱　朱滑石四钱　甘草梢五分　炒米仁四钱　沙苑子三钱　白莲须二钱

加淡竹叶钱半，藕节三枚。

点 评

淋之为病，小便如粟状，小腹弦急，痛引脐中。浊之为病，小便浑浊，多属于热。症见少腹隐痛，按脉沉涩。湿热下注，治当分利。方中川石斛益胃生津，滋阴清热；带皮苓、川萆薢、炒米仁利水渗湿；泽泻、滑石、竹叶、甘草利尿湿热；沙苑子、白莲须、藕节固肾涩精。整方泻中有补，祛邪外出而不伤正。

临证心得

临床上首辨虚实，淋浊虽多为湿热所致，但日久伤阴，终致阴虚。故

《赤水玄珠》中有云："淋浊二证，时医好用渗利，殊不知淋浊久不愈者，多属阴虚，而渗利在所当忌。然又不可早用补涩，盖此证之始，未有不因于湿热下流者，补涩太早，反闭其邪而病愈甚矣。是以有积年累月不愈者，皆由治法失其先后次第故也。"

三四、热痞鸡盲

沈左　诸恙渐安，惟里热结痞未舒，鸡盲^①，脉数，再以和中理肺为治。

北沙参三钱　生於术钱半　云茯苓四钱　扁豆皮炒，三钱　新会皮钱半　法半夏钱半　焦枳壳钱半　大腹皮三钱　香橼皮二钱

加夜明砂钱半，包，砂仁末后入，四分。

点　评

此病病机在于热结于里，故见脉数；目得血而能视，热盛则伤阴血，血虚则致鸡盲。其治疗重点在于清热散结，同时养阴明目。方中白术、陈皮、半夏、茯苓、扁豆理气健脾，消痞散结；枳壳、大腹皮、香橼皮、砂仁理气宽中，行滞消胀；北沙参清热养阴；夜明砂清热明目，为夜盲症常用药。

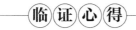

临证心得

鸡盲又称为雀盲、高风内障。至晚不见，至晓复明。方书以为木生于亥，旺于卯而绝于申。至酉戌之时，木气衰甚，故不能睹。至日出于卯之时，木气稍盛，故复明。按《黄帝内经》云，目得血而能视，血虚肝失所养，则不能视。夜属阴，人之血属阴，阴主静而恶躁扰。阴虚则火必盛，弱阴不能胜强火，故夜转剧，昏暗而不能睹。天明以阳用事，阳主动，火邪暂开，故稍明。治以补气养血为主。食以牛猪之肝即愈。益见其元气弱

---

① 鸡盲：即夜盲症。夜间视物不清，白昼如常的病证。

而阴不足也。常用药物有蛤粉丸、煮肝散、决明夜灵散。效后常服六味丸加当归、沙参。

三五、腹满痛盗汗

沈左　脘腹胀满，攻痛复发，里热盗汗。营虚卫薄，肝脾不和所致，姑以和中抑木为法。

金铃肉三钱　延胡索二钱　淡吴萸四分　制香附三钱　新会皮钱半　制半夏钱半　沉香片四分　辰茯神三钱　枸橘李钱半

加七香饼二钱，绿萼梅八分。

点 评

主症为脘腹胀满、走窜攻痛，由肝脾不和所致。里热日久，伤及阴液，营虚卫薄，而致盗汗。治则为理气健脾，平肝和胃。方中金铃肉、延胡索、淡吴萸、制香附疏肝行气止痛；新会皮、制半夏、辰茯神、沉香片理气健脾，燥湿化痰；枸橘李、绿萼梅平肝和胃，理气止痛；七香饼由香附、丁香皮、甘松、益智仁、砂仁、蓬术、广皮制成，其功效也为健脾和胃。脾气健运，气机得畅，则里热盗汗自除。

临证心得

治疗脘腹胀痛，多以"通"字为法。在具体施治时应注意：新病多实，痛忌补气，久病多虚，宜温宜补；寒实腹痛，慎用攻下，实热腹痛，泄热通腑；暴痛在气，通利气机，久痛在血，活血通络。相关的病理因素有寒凝、湿热、瘀血、积食等。其辨证应着重围绕其发病缓急、性质、部位，并结合其他伴随症状、发病季节等因素来综合分析，重点在于分清寒热虚实，在气在血，在脏在腑。

三六、痢　疾

吴左　腹痛、血痢、里急均减，按脉沉细，肝脾未协，再以和中分利为法。

炒於术钱半　茯苓皮四钱　扁豆皮炒，三钱　制香附四钱　子芩炭钱半　焦白芍三钱　炮姜炭四分　焦赤曲三钱　炙甘草三分

加煨木香四分，后入，砂仁壳四分。

🔲 点　评

痢疾是以腹痛、里急后重、下痢赤白脓血为主症的病证。患者症状虽减，但肝脾未协，治疗仍应以健脾疏肝为主。方中炒於术、茯苓皮、扁豆皮健脾益气，燥湿利水；香附、木香行气解郁，调经止痛；砂仁壳、焦赤曲消食和胃，温脾止泻；子芩炭、炮姜炭止血；焦白芍平肝止痛，养血调经；炙甘草补脾益气，调和诸药。

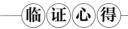

临床上痢疾需要与泄泻鉴别，两者多发于夏秋季节，病位在胃肠，病因亦有相似之处，症状都有腹痛、大便次数增多，但痢疾大便次数虽多而量少，排赤白脓血便，腹痛伴里急后重感明显。而泄泻大便溏薄，粪便清稀，或如水，或完谷不化，而无赤白脓血便，腹痛多伴肠鸣，少有里急后重感。正如《景岳全书》所说："泻浅而痢重，泻由水谷不分，出于中焦，痢以脂血伤败，病在下焦。"当然，泻、痢两病在一定条件下又可以相互转化，或先泻后痢，或先痢而后转泻。一般认为，先泻后痢为病情加重，先痢后泻为病情减轻。

三七、潮热咳呛

顾左　症情颇逸①，按脉沉细，午前潮热，入暮咳呛。皆属营虚卫薄，肺失清肃所致，再以和中理肺为治。

炒潞党钱半　带皮苏梗钱半　粉前胡钱半　新会皮钱半　白杏仁三钱　川贝母钱半　云茯苓四钱　款冬花钱半　冬瓜子三钱

加凤凰衣一钱，银杏仁三钱，打。

点评

本病为内伤咳嗽，由营虚卫薄，肺失清肃所致。由于"脾为生痰之源，肺为贮痰之器"的理论，故在治肺的同时也应治脾。方中炒潞党、凤凰衣、银杏仁补中益气，健脾益肺，补肺止咳；苏梗、前胡、杏仁、款冬花降气化痰，祛痰止咳；川贝母、冬瓜子清肺化痰；陈皮、茯苓理气健脾，利水渗湿。

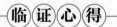

外感咳嗽主要是六淫侵袭肺系，肺失肃降，肺气上逆。内伤咳嗽主要是由脏腑功能失调，内邪干肺所致。其中他脏及肺者，主要是痰火上干于肺；肺脏自病者，主要是气阴不足，肺的主气功能失调，升降出入失常所致。但两者又有互相联系。外感咳嗽迁延失治，邪伤肺气，更易反复感邪，而致咳嗽屡作，肺气越伤，转成内伤咳嗽。内伤咳嗽久则肺脏虚损，阴伤气耗，卫外不固，易受外邪引发或加重。

---

① 逸：缓和。

三八、久 痢

吴左　肿胀颇退，久痢腹痛、后重均减，按脉沉细，再当和脾调中为法。

炒潞党二钱　炒冬术三钱　云茯苓三钱　新会皮钱半　焦白芍三钱　炮姜炭四分　御米壳炒，三钱　诃子皮炒，二钱　炙甘草三分

加煨木香四分，后入，红枣炒，三枚。

肿胀已退，久痢腹痛、后重并减，按脉沉弱。中气尚亏，幽门导滑，再以和中收涩为治。

炒潞党钱半　炒於术钱半　云茯苓四钱　新会皮钱半　御米壳三钱，炒　诃子肉三钱，炒　焦白芍三钱　炮姜炭四分　炙甘草三分

加石莲肉四钱，打，焙荷蒂五枚。

点 评

此条上接 36 条。痢疾日久，终成久痢。久痢腹痛绵绵，时轻时重，病程长，腹痛绵绵，痛而喜按，便后里急后重不减，坠胀甚者，常为虚中夹实。久痢虚证、寒证，应予补虚温中，调理脾胃，兼以清肠，收涩固脱。方中炒潞党、炒冬术补中益气，健脾益肺；茯苓利水渗湿；陈皮、木香理气健脾；炮姜炭温中散寒，温经止血；御米壳、诃子皮涩肠敛肺；白芍、红枣平肝止痛，养血调经；炙甘草补脾益气，调和诸药。复诊时肿胀已退，久痢腹痛、后重并减，故加大敛涩之功，加用石莲肉、焙荷蒂等。

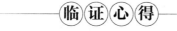

临证心得

临床需辨寒热虚实，热痢清之，寒痢温之，初痢实则通之，久痢虚则补之，寒热交错者清温并用，虚实夹杂者攻补兼施。痢疾初起之时，以实证、热证多见，宜清热化湿解毒；久痢虚证、寒证，应予补虚温中，调理脾胃，兼以清肠，收涩固脱。如下痢兼有表证者，宜合解表剂，外疏内通，夹食滞可配合消导药消除积滞。刘河间提出："调气则后重自除，行

血则便脓自愈。"调气和血之法，可用于痢疾的多个证型，赤多重用血药，白多重用气药，而在掌握扶正祛邪的辨证治疗过程中，始终应顾护胃气。治疗痢疾之禁忌：忌过早补涩，忌峻下攻伐，忌分利小便。

三九、腹满咳呛

张左　腹满作胀，结瘕攻痛，咳呛气逆，腹痛便溏，肝脾络伤，运行失司。肺气上逆所致，姑以疏中理气为法。

沉香片四分　杜苏子三钱　新会皮钱半　白杏仁三钱　川贝母钱半　炒枳壳钱半　香橼皮二钱　大腹皮三钱　制香附三钱，打

加煨木香四分，后入，砂仁壳四分。

🔲 点 评

本病病机在于脾失健运，气机不降，居于中焦则腹满作胀，结瘕攻痛；清阳不升，津液下行则腹痛便溏；水液代谢异常，肺不行津而致痰浊，失于肃降，逆而向上，则见咳呛气逆。故应以健脾燥湿、理气宽中为主，兼以化痰降气止咳。方中沉香、苏子行气止痛，纳气平喘；陈皮、枳壳、香橼皮、砂仁理气宽中，健脾燥湿；大腹皮、香附、木香下气宽中，行水消肿；白杏仁、川贝母清热润肺，化痰止咳。

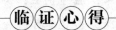

咳嗽是临床常见症状，不仅发生于肺系疾病，也常常与他脏症状并发，故有"咳嗽不止于肺，而亦不离乎肺"之说。咳嗽的基本病理是肺失肃降，肺气上逆。"咳嗽不止于肺"，是说咳嗽不仅是肺脏本身的病变可造成，而其他脏腑的功能失调影响及肺时，也可发生，如肝火犯肺、痰湿犯肺等即是。"而亦不离乎肺"，是说无论是外邪或其他脏腑有病，都会累及肺脏，使其肃降功能失调，气机上逆时才会发生咳嗽。

四〇、肝郁肺肾气冲

协君　咳呛喘逆已经有年，今则骤然气从痰升，周夜不能安卧，痰沫窒塞，胸臆甚至气不舒展，额汗黏腻频作，按脉沉细带弦，尺部细弱如丝。此由气郁伤肝，肝阳上逆所致，以致肺气失降，肾气上冲，中无砥柱所致。恐其上下之气不相维续，即防喘脱，鄙拟培中摄纳，柔肝理气。未识然否，即请主裁。

老山参四分，另煎汁　蛤蚧尾五分　真坎炁一条，酒洗　菟丝饼三钱　沙苑子三钱　怀牛膝三钱，盐水炒　新会皮钱半，盐水炒　杜苏子三钱，蜜水炙　云茯苓四钱

加沉香汁三分，磨冲，川郁金一钱。

用淮小麦四钱，泽青铅一两，二味煎汤代水，以水煎药。

又方：

前拟培中益气、摄纳肾真之品，服之喘逆渐平，气促已止，咯痰未爽，卧难着枕，腑闭得宣，溲溺频数，显系中气大亏，脾不输津，蒸痰阻气，肺气失于清肃，肾气由此上浮。按脉沉细，左手带弦，尺部微弱。俾[1]得中阳输运，方可转危为安。交节伊迩[2]，尤宜谨慎，拟方仍候主裁。

台人参六分，另煎冲　野於术钱半　云茯苓四钱　新会皮钱半，盐水炒　仙半夏钱半　真川贝二钱，去心　杜苏子三钱，蜜炙　怀牛膝三钱，盐水炒　白石英四钱，煅

加凤凰衣八分，银杏肉三钱，打。

用秋梨皮一两，淮小麦四钱，二味煎汤代水，以水煎药。

加减方：

加入旋覆花钱半，绢包，白芥子钱半，冬瓜子三钱，枇杷叶去毛。减去台人参、银杏肉、怀牛膝、秋梨皮、淮小麦。

---

① 俾：使（达到某种效果）。

② 伊迩：将近。

又方：

前拟培中摄纳之法，服后气促渐平，咳呛、痰喘均减，舌液得回，汗泄已止，皆佳兆也。惟胃纳未充，寤不安寐，按脉濡细，尺部沉弱。此关中气当亏，脾不输津，浊痰阻气，肺气未宣，冲气上逆。东垣谓：脾为生痰之源，肺为聚痰之器。以肺主出气，肾主纳气故耳。再拟和脾调中，参以摄纳肾气为治，勿使复剧为幸，拟方候主裁。

台人参八分，另煎冲　生於术钱半　云茯神四钱　蛤蚧尾五分　菟丝饼三钱　怀牛膝三钱，盐水炒　白石英四钱，煅　东白芍三钱　杜苏子三钱　新会皮钱半　真川贝钱半，去心　甜杏仁三钱

加凤凰衣八分，银杏肉三钱。

用太阴元精石①五钱，左顾牡蛎五钱，二味煎汤代水，以水煎药。

又方：

咳呛痰沫，行动气促，卧不着枕，左胁隐痛，呼吸皆碍，胃不思纳，按脉沉细，左手带弦，两尺微细，重按无神。此由中气大亏，脾不输津，气火交炽，炼津为痰，阻遏中路，肺气失降，肾气上浮，中无砥柱所致。恐其上下之气不相维续，即防虚脱，勉拟培中纳气之法，未识然否，以候裁。

吉林参六分，另煎冲　真坎炁一钱，洗　蛤蚧尾六分　菟丝饼三钱　沙苑子三钱　怀牛膝三钱，盐水炒　绵杜仲三钱，盐水炒　云茯神四钱，辰砂拌　新会皮钱半

加紫衣胡桃肉三钱，凤凰衣一钱。

另服金匮肾气丸二钱。

加减方：

加杜苏子三钱，甜杏仁三钱，川贝母二钱，减菟丝饼、沙苑子、凤凰衣。

🔲 点　评

本条针对肝郁肺肾气冲的患者，根据不同的时期的不同病机，采取了相应的治疗。气机郁滞，肝阳上逆，以致肺气失降，肾气上冲，症见咳呛

---

① 太阴元精石：即玄精石。为年久所结的小形片状石膏矿石。咸，寒。入肺、胃、肾经。具有清热降火、祛痰之功。

喘逆，痰随气升，治以培中益气，摄纳肾真；经治疗后，虽气机暂得平复，但是仍有痰浊阻滞，治以健脾燥湿化痰；后有胃纳不足、寤不安寐之症，治以健脾和中；最终以培中纳气之法治其根本。

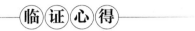

临床中我们应该遵循的原则：一是急则治其标，缓则治其本。治疗中首要任务是保证生命的存活，若上下之气不相维续，则阴阳离决。二是健脾和胃在治疗疾病中的重要作用。脾胃为后天之本，是气血生化之源，有胃气则生，无胃气则死，调整脾胃功能方能摄纳水谷；脾为水液代谢过程中十分重要的一环，且脾胃为中焦气机枢纽，间接影响水液和气的运行，故应十分重视。

四一、大汗四逆

俞右　乍寒乍热，汗泄如珠，四肢逆冷，两目直视，欲言不语，按脉沉细，尺部无神。此疮久原虚，又兼伏邪内蕴，恐其正不敌邪，即防虚脱。慎之！慎之！

台参须五分　云茯苓三钱　麦冬肉二钱　煅牡蛎四钱　煅龙骨四钱　东白芍三钱　新会皮钱半　广藿香四分　香青蒿钱半

加淮小麦四钱，沉香屑四分。

点　评

厥证的病机主要是气机逆乱，升降乖戾，气血阴阳不相顺接。此患者为厥之虚证，气虚不足，清阳不升，气陷于下，或大量出血，气随血脱，血不上达，气血一时不相顺接，以致神明失养，不省人事。治不可攻伐，以扶正为主。方中用台参须补中益气，健脾益肺；麦冬肉养阴生津，润肺清心；东白芍平肝止痛，养血敛阴；煅牡蛎、煅龙骨重镇安神，潜阳补阴；陈皮、广藿香、淮小麦、茯苓、青蒿理气健脾，化湿和胃；沉香行气止痛，温中止呕，纳气平喘。

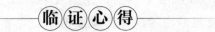

厥证乃危急之候，当以及时救治为要，醒神回厥是主要的治疗原则，但具体治法又当辨其虚实。实证宜开窍、化痰、辟秽而醒神。开窍法适用于邪实窍闭之厥证，以辛香走窜的药物为主，具有通关开窍的作用。虚证宜益气、回阳、救逆而醒神。适用于元气亏虚、气随血脱、津竭气脱之厥证。主要通过补益元气、回阳救逆而防脱。对于失血、失津过急过多者，还应配合止血、输血、补液，以挽其危。由于气血亏虚，故不可妄用辛香开窍之品。

四二、淋　浊

耀南兄　淋浊屏痛依然，溺赤渐淡，按脉沉细而数。此系湿浊阻气，分清失职，再以和阴分泄，方可问安。

金石斛三钱　带皮苓四钱　粉猪苓二钱　川草薢三钱　益智仁钱半　怀山药炒，三钱　台乌药三钱　白莲须二钱　沙苑子三钱

加淡竹叶二钱，辰灯心五扎。

点　评

湿热居于下焦，损伤络脉，因于津液而成淋证，因于肾精而为浊证，然不易区分，故见溺赤，淋浊屏痛。治当清热利湿，养阴固精。方用金石斛养阴清热；茯苓、猪苓、草薢利水渗湿；益智仁、山药、莲须、沙苑子、乌药补肾涩精；淡竹叶、辰灯心清热利尿。

临证心得

淋浊与膏淋不同，是指淋证与浊证的合称。淋证与浊证症状相似，不易区分，临床上应加以注意。淋自膀胱，出于尿窍，或膏或血，与尿并出，出则无余。浊为败精，出自精窍，内虽大痛，而尿自清，或在尿前，

或在尿后，便后尚有余滴而沥，马口常湿。以此分别，庶知疗法。同时，淋有五淋之名，浊有精浊之别，数者当察气分、血分、精道、水道，确从何来。大凡痛则为淋，不痛为浊。

四三、阴 疟

文奎弟　阴疟又兼畏寒身热，脘闷纳呆，咳呛气遏，卧不着枕。暑湿蒸痰，阻遏肺气，姑以疏降。

旋覆花钱半，包　煅代赭三钱　黄防风钱半　杜苏子三钱　粉前胡钱半　新会皮钱半　白杏仁三钱　真川贝二钱　云茯苓四钱

加银杏肉三钱，益元散四钱，荷叶包。

点　评

患者本病为暑湿内伏的阴疟，故见畏寒身热。但因暑湿日久，蒸液为痰，阻遏肺气，而致脘闷纳呆，咳呛气遏。急则治其标，此时当以清热利湿、肃肺疏降为主。方中旋覆花、煅代赭、前胡、苏子降气消痰；新会皮、防风、茯苓理气健脾，燥湿化痰；白杏仁、川贝、银杏肉祛痰止咳平喘；益元散由滑石、甘草、朱砂组成，起到清暑利湿之功。

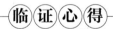

临证心得

疟疾由感受疟邪引起，临床以寒战、壮热、头痛、汗出、休作有时为主要症状。《素问·疟论》曰："夫疟气者，并于阳则阳胜，并于阴则阴胜，阴胜则寒，阳胜则热。"根据临床表现特点，将其分为正疟、温疟、寒疟、瘅疟等，以祛邪截疟作为疟疾的基本治疗原则。

四四、偏头风

何右　偏头风连及肩棱酸痛，右目起星，红筋滋漫[①]，翳膜遮睛，视物羞明，姑以清肝息风为法。

南沙参三钱　露桑叶钱半　炒丹皮钱半　黑山栀钱半　白蒺藜三钱　蔓荆子三钱　白池菊钱半，炒　石决明四钱，煅　青葙子[②]钱半

加荷边一圈，谷精珠[③]三钱。

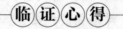

点 评

偏头风，也称偏头痛，常以一侧头痛暴作为特点，痛势剧烈，可连及眼、齿，痛止则如常人，反复发作，经久不愈，多系肝经风火上扰所致，症如上述。治疗以清肝息风为法。方用露桑叶、蔓荆子、白池菊疏散风热，清利头目；南沙参养阴清肺；炒丹皮、黑山栀、荷边清热凉血；白蒺藜、石决明平肝潜阳，清肝明目；青葙子、谷精珠清肝明目退翳。

临证心得

偏头痛临床极为常见，首先要辨头痛部位，太阳头痛，痛在脑后，下连于项；阳明头痛，在前额部及眉棱骨处；少阳头痛，在头之两侧，并连及于耳；厥阴头痛，多在颠顶部位，或连目系；太阴、少阴头痛多以全头疼痛为主。其治疗应重视引经药的应用。如太阳头痛选用羌活、蔓荆子、川芎；阳明头痛选用葛根、白芷、知母；少阳头痛选用柴胡、黄芩、川芎；厥阴头痛选用吴茱萸、藁本；少阴头痛选用细辛；太阴头痛选用苍术。青春期女性易患的偏头痛，多属肝气郁结而导致，临证可按实际情况，酌加柴胡、川芎、全蝎等为引经方药。

---

①　滋漫：滋生蔓延。

②　青葙子：又名草决明、牛尾花子、狗尾巴子。为青葙的种子。苦，寒。入肝经。具有祛风热、清肝火、明目、去翳之功。

③　谷精珠：为谷精草之处方名。

四五、痈

潘左　肚痈肿痛坚硬，形如覆碗，寒热交作，按脉沉数。浮郁阻气，营气不从，势防蒸脓，姑以疏化。

川楝肉三钱　元胡索二钱　制香附三钱　炒青皮一钱　全当归三钱　西赤芍三钱　连翘肉三钱　川石斛三钱　带皮苓四钱

加制乳没六分，青木香八分。

点 评

肚痈出自《疮疡经验全书》卷三，即腹皮痈，生于腹部皮里膜外，因饮食不节，七情内伤，火郁而成。初起患部隐痛，后渐肿起于皮外，或漫肿坚硬，肉色不变。治疗应以活血行气为主，方中用川楝肉、青木香疏肝行气止痛；香附、青皮行气解郁，疏肝破气；当归、延胡索、赤芍、乳没活血祛瘀，调经止痛。同时为了防止化脓，而用连翘清热解毒，消肿散结；川石斛益胃生津，滋阴清热；带皮苓利水渗湿。

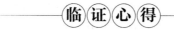

临证心得

痈发无定处，随处可生。因发病部位不同而名称繁多，包括：生于颈部的颈痈，生于腋下的腋痈，生于肘部的肘痈，生于胯腹部的胯腹痈，生于委中穴的委中毒，生于脐部的脐痈等等。然其共同特点为热盛肉腐，正如《灵枢·痈疽》中所记载："营气不从，逆于肉理，乃生痈肿""热胜则肉腐，肉腐则为脓，然不能陷，骨髓不为焦枯，五脏不为伤，故命曰痈"。

四六、肺　痈

钟左　肺痈咳呛，痰秽如脓，形瘦里热，按脉沉数。湿热郁蒸，肺为娇脏，姑以和阴润肺为法。

南沙参三钱　桑白皮四钱　白茯苓三钱　甜杏仁三钱　真川贝钱半　款冬花钱半　海浮石三钱　煅蛤壳四钱　生米仁四钱

加活芦根一两，竹三七三钱。

点　评

肺痈属内痈之一，是以咳嗽、胸痛、发热、咳吐腥臭浊痰，甚则脓血相兼为主要表现的病症。其病机为邪热郁肺，蒸液成痰，邪阻肺络，血滞为瘀，痰热瘀血郁结，蕴酿成痈，血败肉腐化脓，肺络损伤，脓疡溃破外泄，故治疗以和阴润肺为法。南沙参养阴清肺化痰益气；桑白皮泻肺平喘，利水消肿；茯苓、生米仁、芦根利水渗湿，清热排脓；杏仁、真川贝、款冬花清热润肺，化痰止咳；海浮石、蛤壳清肺化痰，软坚散结；三七散瘀止血，消肿定痛。

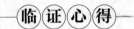

临床上常将肺痈分为4个阶段：初期、成痈期、溃脓期、恢复期。脓未成应着重清肺消痈，脓已成当注重排脓解毒，尤其要重视"有脓必排"的原则，在溃脓期，脓液是否能畅利排出，是治疗成败的关键。排脓有清脓、透脓、托脓的不同。清脓是排脓常规治法，目的是加速脓液的清除，常用薏苡仁、冬瓜仁、桔梗、浙贝母、瓜蒌皮、桃仁等；透脓用于脓毒壅盛而排脓不畅者，常用穿山甲、皂角刺、金荞麦、桔梗等；托脓主要用于溃脓期气虚而无力排脓者，常用生黄芪，但在毒盛正不虚的情况下，不可施用托脓法，否则不但无益反使病势加剧，而犯"实实"之戒。

四七、咳呛吐红

潘右　咳呛气逆，吐红屡发，月事不调，腰酸带下，按脉沉细。姑以降气涤痰，缓图治本为要妥。

旋覆花钱半，包　煅代赭四钱　杜苏子三钱　新会皮钱半　白杏仁三钱　真川贝钱半　白茯苓四钱　海浮石三钱　茜草炭三钱加竹三七三钱，凤凰衣八分。

点 评

本病属于咳血，应与吐血相鉴别。病机在于痰阻气逆，血随气升，故见咳呛气逆，吐红屡发。吐红日久则月事不调，腰酸带下，按脉沉细。治疗以降气涤痰为主，方中旋覆花、代赭、苏子降气消痰；陈皮、茯苓理气燥湿，利水渗湿；杏仁、川贝、海浮石清热润肺，祛痰止咳；茜草炭、三七凉血止血，祛瘀通经；凤凰衣补肺止咳。

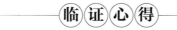

本病辨治需要区分咳血与吐血，两者血液均经口出，但咳血是血由肺来，经气道随咳嗽而出，血色多为鲜红，常混有痰液，咳血之前多有咳嗽、胸闷、喉痒等症状，大量咳血后，可见痰中带血数日，大便一般不呈黑色；吐血是血由胃而来，经呕吐而出，血色紫暗，常夹有食物残渣，吐血之前多有胃脘不适或胃痛、恶心等症状，吐血之后无痰中带血，但大便多呈黑色。另外，治疗血证应针对各种血证的病因病机及损伤脏腑的不同，结合证候虚实及病情轻重，着重围绕治血、治火、治气、治虚四个方面进行辨治。

四八、烂皮疔

陈左　烂皮疔[①]腐烂，肿痛寒热，按脉沉数。此由湿毒内蕴阳明所致，姑以清化解毒。

真川连五分　银花炭三钱　连翘壳三钱　土贝母三钱　黑山栀钱半　炒丹皮钱半　炒泽泻三钱　川石斛三钱　甘草节四分

加紫地丁三钱，丝瓜络三寸。

---

① 烂皮疔：即烂疔。是一种发于皮肉之间，易于腐烂，病势凶险的急性传染性疾病。

点 评

　　本病多因皮肉破损，接触潮湿泥土、脏物等，感染特殊毒气，又有湿热火毒内蕴，以致毒聚肌肤，气血凝滞，热胜肉腐而成。若湿热火毒炽盛走窜入营，则易成走黄重证。故治则为清化解毒。方中用川连、银花炭、黑山栀、炒泽泻清热燥湿，泻火解毒；连翘壳、土贝母清热解毒，消肿散结；炒丹皮清热凉血，活血化瘀；川石斛益胃生津，滋阴清热；甘草补脾益气，清热解毒，调和诸药。

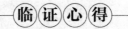

　　烂皮疔是指发生于皮肉之间、腐烂甚剧、病势暴急的急性化脓性疾病。其特点为来势急骤凶险，焮热肿胀，疼痛彻骨，肿胀迅速蔓延，极易化腐，患处皮肉很快大片腐烂脱落，范围甚大，疮形凹如匙面，流出脓液稀薄如水、臭秽，易并发走黄，危及生命。《备急千金要方》首载"烂疔"，云："六曰烂疔，其状色稍黑有白斑，疮中溃溃则有脓水流出，疮形大小如匙面，忌沸热食烂臭物。"临床上需要紧急治疗防止走黄。

四九、盗汗咳呛

　　王左　寐间盗汗，上焦尤甚，已经有年，又兼疝气，或左或右，近又咳呛痰多黏腻，按脉弦细，尺部沉弱。此由肝肾两亏，中气亦弱，阴不摄阳，虚阳外越所致。暂以和卫理肺为治。

　　嫩西芪三钱　防风根钱半，同炒　生於术钱半　云茯苓四钱　新会皮钱半　叭哒仁①三钱　真川贝钱半　款冬花钱半　煅牡蛎四钱

　　加淮小麦三钱，碧桃干钱半。

---

　　① 叭哒仁：即叭哒杏仁。又名巴旦杏仁。甘、平，有小毒。具有润肺止咳、滑肠通便之功。

点 评

　　肝肾两亏，阴不摄阳，虚阳外越，而致寐间盗汗。虚热蒸腾，酿生痰浊，阻滞气机则见咳呛痰多。治疗应降气化痰以治标，养阴敛阳以治本。方中嫩西芪、防风根补气固表；生於术、茯苓、新会皮健脾益气，燥湿利水；叭哒仁、川贝、款冬花祛痰止咳，润肺下气；煅牡蛎潜阳补阴，软坚散结；淮小麦、碧桃干养心益肾，敛汗养阴。

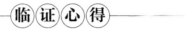

　　临床上有"自汗多阳虚，盗汗多阴虚"之说。大部分情况下，自汗是由于阳虚卫外不固，不能敛营阴而致汗液外泄，盗汗是由于阴虚生内热，迫津外行。但是，自汗、盗汗的病因和病机临床非常复杂。张景岳指出，"自汗、盗汗亦各有阴阳之症；不得谓自汗必属阳虚，盗汗必属阴虚"。这样理解既符合临床实际，又本质全面地反映了中医的基本理论。也就是说"自汗多阳虚，盗汗多阴虚"，但并非绝对，才是正确的认识。

五〇、肝阳射肺

　　张右　寒热咳呛，气逆吐红，脘痛脉弦。气郁伤肝，肝阳射肺所致，姑以清降。

　　南沙参三钱　杜苏子三钱　粉前胡钱半　新会皮钱半　白杏仁三钱　真川贝钱半　川郁金一钱　茜草根三钱，炒　怀膝炭三钱

　　加参三七四分，鲜佛手八分。

点 评

　　本病病机在于气机郁滞，肝阳上亢，木火刑金，灼伤肺络。症见寒热咳呛，气逆吐红，脘痛脉弦。治疗以清肺养阴、降气化痰为主。方中南沙参养阴清肺，化痰益气；苏子、前胡、陈皮降气消痰；白杏仁、真川贝清

热润肺，化痰止咳；川郁金、鲜佛手行气化瘀，疏肝理气；茜草根、三七行血止血，通经活络；怀膝炭补肝肾，强筋骨，逐瘀通经，引血下行。

——— 临 证 心 得 ———

治疗血证应针对各种血证的病因病机及损伤脏腑的不同，结合证候虚实及病情轻重，着重围绕治血、治火、治气、治虚4个方面进行辨治。治血即出血则止血，包括清热止血，凉血止血，温经止血，血瘀而致出血，则宜化瘀止血，出血之后宁血养血，防止再度出血；治火则实火当清热泻火，虚火当滋阴降火；治气对于实证则清气降气，虚证当补气益气；治虚则脾虚失血或出血后宜健脾益气生血，阴虚失血或出血后阴虚，宜滋阴养血。

五一、暑湿中阻

沈右　始而脘痛胀满，继以灼热不解，胸闷神烦，两胁隐痛，气攻如瘕，便艰不爽，溲溺短赤。舌苔白腻，中间罩灰，燥烈不堪，按脉沉数，左手带弦。此由暑湿阻气，中焦脾胃升降失司，郁而化热，热则伤阴，胃液暗耗，恐其液涸风动，有变端之虞。姑拟和胃调中、疏肝理气，参入淡渗化湿，以冀中州默运，方可转危为安。

霍石斛四钱　辰茯神三钱　粉橘络二钱　枸橘李二钱　香青蒿钱半　广藿香钱半　川郁金一钱　朱滑石四钱　梗通草六分

加鲜佛手钱半，淡竹叶二钱。

另摩伽楠香[①]三分，分二次冲服。

🔲 **点 评**

暑兼湿邪困扰胃肠气机，中焦脾胃升降失司，气机不畅，则见脘痛胀满，两胁隐痛，气攻如瘕；郁而化热，耗伤胃阴，故见灼热不解。故以霍

---

① 摩伽楠香：即沉香。

石斛益胃生津，滋阴清热；辰茯神宁心安神，渗湿健脾；粉橘络通络理气；枸橘李即枳实，疏肝止痛，破气散结；青蒿配伍郁金入肝胆二经，可"清透邪热"；藿香发表解暑，行气止痛；滑石与通草二者合用，有清暑利湿之效，用于治疗湿热蕴蒸所致之胸闷、小便滞涩不爽等症；沉香中最为珍贵者，称之为伽楠香，有降气、暖中、止痛等作用，与佛手相配，增强疏肝行气之功，气行则湿行，间接达到化湿目的。

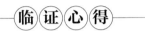

临证心得

夏令气候炎热，容易形成暑兼湿邪。本病所犯，主要在于肺卫、三焦、胃肠等。若暑湿化燥化火，耗气伤津，也可损伤心营，引起动风、动血等变证。暑湿病证的治疗，以清暑利湿为主要治法，佐以芳香化湿。临证中要详辨暑湿病邪的部位，体质的虚实，暑湿之偏重，而择机灵活选用涤暑透邪、清肺解暑、清暑化湿、宣泄三焦等方法施治。

五二、疹 痦

沈右　疹痦兼发，发而不透，身热畏寒，胸闷呕恶，纳呆少寐，便结溺少，舌黄苔腻，中间罩黑，按脉浮紧，两寸带数。此由伏邪内蕴，郁而化热，热迫营分所致，久延恐其正不敌邪，有内传之虑，姑拟疏中祛邪，俾得疹痦透达为幸。

炒香豉三钱　姜山栀钱半　杜藿梗钱半　香青蒿钱半　干兰草钱半　白滁菊钱半，炒　川石斛四钱　辰茯神四钱　益元散三钱，绢包

加鲜佛手钱半，炒竹茹二钱。

🔲 点 评

疹痦兼发，多为湿热温病所见。疹痦发而不透，是由于邪伏于内所致。患者舌黄苔腻，寸脉带数，说明其内热虽盛，但阴未大虚，故用炒香豉，其滋阴之力虽不及地黄、麦冬，但无麦、地呆滞碍胃之副作用，与栀子配合可用于内热尚盛，阴未大虚者，古代医家认为生山栀性大寒，而姜炒山

栀能和胃止逆，加强除烦止呕之效，且能缓和其苦寒之性；杜藿梗、川石斛、香青蒿、白滁菊、辰茯神益胃生津，滋阴清热；再配伍益元散以利湿。纵观全方，清热寓以宣发，养阴内含疏透，扶正祛邪兼顾，故能邪去正安，诸症向愈。

—— 临 证 心 得 ——

白痦作为湿热病的特殊体征，主要见于湿温、暑温、伏暑病。通过观察白痦的形态特征，可辨识湿热病患者体内邪正消长情况。斑疹是温病常见的体征之一，在温病诊断上占有很重要的地位，通过辨斑疹的色泽、形态、分布及疏密等情况，可以诊断病情的轻重，邪正之盛衰，同时可以判断疾病的预后。治温病应适当表散透达，及时清凉通利，随证养阴生津，自始至终，紧紧掌握"祛邪、存阴"两大法门，亦须因人、因时、因证而施。

五三、咳呛胁痛

金左　咳呛气逆，胁肋隐痛，时甚时轻，已经数月，姑以疏降。

南沙参三钱　杜苏子三钱　粉前胡钱半　新会皮钱半　白杏仁三钱　真川贝钱半　云茯苓四钱　款冬花钱半　冬瓜子三钱

加嫩钩藤三钱，后入，枇杷叶三钱，去毛。

点 评

阴虚不能涵木，木火升动，肺金受克，故咳呛气逆，胁肋隐痛，故用南沙参养阴清热润肺，佐杜苏子、枇杷叶降气止咳；前胡、真川贝、款冬花加强止咳之力；新会皮、白杏仁加强理气降逆之效；钩藤清热平肝。

—— 临 证 心 得 ——

肺失宣肃，肺气上逆为咳嗽的关键病机，因此治咳以治气为要——或益气，温气，纳气以复肺脾肾之机能而化痰止咳，抑或理气，降气，清气以调肝胃肺（大肠）之气机进而止咳。《素问·咳论》曰："五脏六腑皆令人咳，非独肺也。"故诊察时不仅应注意咳嗽的声音及发作情况，还应结合观察痰的性状及其他兼症，以辨别病证的寒热虚实及病位。

五四、咳呛痰黏

张右　咳呛喘逆，痰多黏腻，愈发愈甚，按脉沉弦，姑以疏降涤痰为法。

南沙参三钱　旋覆花钱半，包　煅代赭四钱　杜苏子三钱　新会皮钱半　白杏仁三钱　真川贝钱半　云茯苓四钱　怀牛膝二钱，炒

加沉香屑四分，广郁金一钱。

点　评

咳呛喘逆，痰多黏腻，属痰浊内阻所致肝气不舒，胃失和降，痰气上逆。故用南沙参养阴清肺，祛痰益气；旋覆花性温而能下气消痰，降逆止嗳；代赭石质重而沉降，善镇冲逆，但味苦气寒，故用量稍小；佐杜苏子、新会皮、白杏仁降气止咳；真川贝、云茯苓增强化痰之力；沉香屑、广郁金行气，以疏肝理气，和胃降逆。

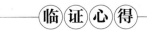

临证心得

咳嗽病证诱因繁多，病机复杂，涉及多个脏腑器官。医者诊察不明，稍有不对证时，容易迁延难愈。故民间有"医生不治嗽，治嗽名声臭"之说。中医学根据不同的划分标准，对咳嗽病证进行了不同的分类：根据病因类型，可将其划分为外感与内伤两大类；从病机划分，还可细分为风寒袭表、痰饮内停、湿热中阻、气机郁滞、瘀血阻络等不同类型。因此在治疗时应注意辨证论治。

五五、寒邪挟湿中阻

林左　寒热如疟，头疼脘闷，纳呆溺赤，按脉浮紧，寒邪挟湿，阻遏中焦，姑以疏解。

软柴胡四分　姜淡芩钱半　香青蒿钱半　法半夏钱半　新会皮钱半　炒小朴一钱　炒枳壳钱半　大腹皮三钱　天水散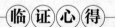①三钱，包

加白蔻仁四分，青木香五分。

点　评

寒邪夹湿，阻遏中焦，湿困脾胃，气机不畅，运化失调，则见脘闷纳呆，久则化热，故见溺赤。方中柴胡苦平，入肝胆经，透解邪热，疏达经气；姜淡芩可解热利尿，姜制以减少寒性；青蒿截疟；法半夏、新会皮、炒小朴、炒枳壳、大腹皮、白蔻仁、青木香共用理气宽中燥湿；天水散清暑利湿。

临证心得

中焦脾胃，为全身气机升降之枢纽。脾胃升降如常，对清阳上升以营养心肺头脑、浊阴下降以排出体外具有重要意义。故中焦病变容易影响到上、下焦。寒湿中阻，以柴胡为君药不仅可以解表，而且可以入里，据《神农本草经》记载，此品有推陈致新之用；配伍理气燥湿药物疏解中焦，中焦无邪，上下交通，则人可康健无恙。恢复中焦气机升降功能，是此类病证治疗的关键所在。

---

① 天水散：即益元散。

五六、寒热复作

瑞年　诸恙渐安，惟寒热复作，所发尚轻，舌腻脉弦，良由①正气内亏，营虚卫薄故也。再以和脾健胃、淡渗化湿为法。

川石斛三钱　辰茯神四钱　扁豆皮三钱，炒　新会皮钱半　仙半夏钱半　焦枳壳钱半　益元散四钱，绢包　东白芍三钱　炙甘草三分　炙桂枝三分，同炒

加淡竹叶二钱，荷梗尺许。

又方：

症情渐入佳境，惟里热盗汗减而未除，按脉濡细。此由中气尚亏，虚阳外越所致，再以护卫调中为治。

嫩西芪二钱　防风根钱半，同炒　炒於术钱半　辰茯神三钱　新会皮钱半　法半夏钱半　炒泽泻三钱　炒谷芽四钱　粉甘草三分

加煅牡蛎四钱，淮小麦三钱。

点　评

大病过后耗伤正气，营卫空虚，治以调和营卫。故以川石斛生津养胃，滋阴清热；辰茯神、扁豆皮、益元散等共用以健脾渗湿；新会皮、仙半夏、焦枳壳等理气宽中；东白芍养阴；桂枝助阳化气；甘草调和诸药。药后症缓，仍见里热盗汗，故以嫩西芪、炒於术补中益气；辰茯神、新会皮、法半夏、炒泽泻、炒谷芽等药共用，理气渗湿调中；煅牡蛎、淮小麦等养心安神。

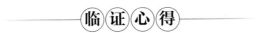

盗汗是指人体入睡后汗出，睡醒后汗止的一类病证。盗汗与阴虚密切相关，但二者不是简单的、完全的对应关系。如本案所见之盗汗，实为久病中气亏虚，卫阳不足，阴阳失和所致。因此，临证辨治盗汗，务必整体

---

① 良由：因为，由于。

审查、三因制宜。

五七、疟后湿邪中阻

书周　疟后腹痛，肠鸣便泄，脘满纳呆，舌黄苔腻，按脉沉弦。湿邪阻气，中焦运行失职所致，姑以和中分利为法。

生於术钱半　云茯苓三钱　扁豆皮三钱，炒　新会皮钱半　霞天曲钱半　制朴花一钱　大腹皮三钱　川石斛三钱　炒谷芽四钱

加煨木香四分，后入，荷蒂三枚，焙。

◎ 点　评

湿邪中阻气机阻滞，故用生於术、云茯苓、扁豆皮以健脾化湿；新会皮、制朴花、大腹皮、煨木香等行气健脾；霞天曲、川石斛、炒谷芽、荷蒂共用以滋阴养胃。

临证心得

脾主运化，主要包括对饮食、水液代谢的转运，调控。同时，脾为阴土，喜燥恶湿。脾气亏虚，运化失职则湿邪内生；中焦湿盛，又会加剧脾运失常；药味过用寒凉，湿邪易于寒化，妄用燥热，湿邪则易于热化。故治疗湿阻中焦，治宜理气和中化湿。正所谓"治湿不理脾，非其治也"。

五八、病后余邪未楚

玉泉　病后原虚，余邪未楚[①]，寒热如疟，间日而作，按脉沉细，舌白苔腻，先宜和中分泄为治。

香青蒿钱半　广藿香钱半　干兰草钱半　新会皮钱半　制半夏钱半　炒小朴

---

① 楚：据文义，疑作"除"。

一钱　焦枳壳钱半　川石斛三钱　辰茯神三钱

加益元散二钱，包，鲜佛手一钱。

⊡ 点　评

寒热如疟故用香青蒿、广藿香、益元散清热解暑利湿，新会皮、制半夏、焦枳壳、鲜佛手、辰茯神共用行气燥湿健脾，川石斛滋阴清热。

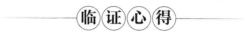

《素问·疟论》："其间日而作者何也？岐伯曰：其气之舍深，内薄于阴，阳气独发，阴邪内著，阴与阳争不得出，是以间日而作也。"

五九、痎　疟

胡左　痎疟[①]间日，脘闷纳呆，头疼肢酸，按脉浮紧。暑湿阻气，营卫不和，姑以和中祛邪为法。

香青蒿钱半　广藿梗钱半　干兰草钱半　新会皮钱半　法半夏钱半　制小朴八分　焦枳壳钱半　朱滑石四钱　大腹皮三钱

加白蔻仁四分，后入，荷梗尺许。

⊡ 点　评

痎疟间日而作，脘闷纳呆，头疼肢酸为湿邪阻滞之象；脉来浮紧，青蒿清暑化湿，截疟；藿香醒脾化湿，辟秽和中，解暑；佩兰清暑化湿；新会皮、法半夏、厚朴合用，燥湿行气；枳壳疏肝理气；滑石清热解暑利水；大腹皮行气止痛，利水消肿；白蔻仁化湿行气；荷梗通气宽胸。诸药共奏和中化湿，解暑清热之效。

---

① 痎疟：病名。即疟疾。疟疾的通称。《圣济总录·疟病门》："痎疟者，以疟发该时，或日作，或间日乃作也……寒温瘴疟，动皆该时，故《内经》统谓之痎疟。"

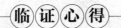

《素问·阴阳应象大论》云："夏伤于暑，秋必痎疟。"以此为例解释"重阳必阴"的阴阳转化之理，即夏为阳，暑亦为阳，两阳相加，至秋凉时反见有恶寒症状的疟疾。多因夏季伤于暑邪，未即发病，暑热蕴伏于内，至秋凉生气内敛，正邪相搏，则可发为疟疾。因此，除疟之余，要兼以清热解暑，行气化湿。

六〇、产后咳喘

陆右　产后咳呛喘逆，痰薄，里热畏寒，脉浮。表邪袭肺，肺气上逆，姑以疏降。

南沙参三钱　杜苏子钱半　肥石蚕二钱　新会皮钱半　光杏仁三钱　真川贝钱半　炙桂枝三分　东白芍三钱　炙甘草三分

加白果肉三钱，川郁金一钱。

点　评

产后气虚，卫阳不固，皮毛不充，腠理失密，风寒外邪乘虚侵袭于肺，肺失宣降，发为咳喘。故用南沙参、肥石蚕滋阴润肺止咳；杜苏子、新会皮、光杏仁、真川贝、白果肉、川郁金等药理气化痰止咳平喘；由于为外感表证，方中用炙桂枝解肌发表，散外感风寒，配伍东白芍益阴敛营，桂、芍相合，调和营卫，相须为用；炙甘草一为佐药，益气和中，合桂枝以解肌，合芍药以益阴，一为使药，调和诸药。

临证心得

肺为娇脏，不耐寒热，且肺恶燥，燥则肺气上逆而咳喘，甘润可使肺气自降，清肃之令自行，所以宣散之品宜辛平甘润。"宣肃理肺"之法是治疗咳嗽的重要原则。针对风寒咳嗽，运用温散宣肺是其常法。如遇风热之咳，宜予疏风清宣；风燥咳嗽，则宜润燥宣肺。

六一、子宫下坠

沈右　胞脬下坠、腰酸、带下较前均减，月事不转迄今三月，按脉沉数，姑以和中摄下为法。

炒潞党三钱　炒白术钱半　云茯苓四钱　制香附三钱，打　炒川断二钱　金毛脊四钱　炒柴胡四分　炒当归三钱　焦白芍三钱

加乌贼骨四钱，炙，菟丝饼三钱。

□ 点　评

胞脬下坠、腰酸、带下虽减，但其症仍在。中气亏虚，升举无力可致胞脬下坠、带下；中气亏虚，月事化源不足，则见月事不转；肝肾不足，可见腰酸；脉来沉数，是中气亏虚、肝肾不足之象。故用药以党参、白术、茯苓益气健脾；香附疏肝理气；续断、狗脊补肝肾，强筋骨；菟丝子补益肝肾；柴胡疏肝解郁，升提阳气；白芍养血敛阴，柔肝缓急；乌贼骨收敛止血，固精止带；当归补血调经。诸药共奏益气和中、升阳举陷、补血调经之效。

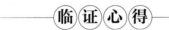

临证心得

脏器下坠之证，多因中气亏虚，升举无力所致。但临床上不可忽略其他因素所致的升举无力，如气滞。因此，临证之时，不可先入为主，否则极易偾事。

六二、疟后湿阻

朱左　疟后里热，脘满，咳呛痰沫，纳呆，形瘦神疲。湿郁阻气，分清失司，姑以疏中理气为治。

金沸草①钱半，包　杜苏子三钱　粉前胡钱半　新会皮钱半　白杏仁三钱　真川贝钱半　炒枳壳钱半　白茯苓三钱　川郁金一钱

加砂仁壳四分，炒竹茹钱半。

点　评

疟后湿阻，困阻中焦，则见脘满、纳呆、神疲；湿蕴于肺，阻滞气机，肺失肃降，则见咳呛痰沫；湿阻气机，气郁化火，内伤阴液，故见形瘦。故用药以金沸草降气，消痰，行水；苏子、前胡降气化痰；杏仁、川贝清热化痰止咳；竹茹清热化痰；枳壳、郁金疏肝理气；新会皮燥湿理气；茯苓健脾渗湿；砂仁化湿行气。诸药共奏疏肝健脾、理气止咳之效。

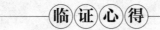

疟后之病，常见湿邪阻滞气机，致病多端，在中困脾，可见脘满、纳呆等症；在上蕴肺，可见咳呛、胸闷等症。总以疏肝理气，健脾和中，利水渗湿为主要治法。

六三、湿邪伤气

李左　遍体浮肿，腹膨囊胀，里热形黄，湿邪伤气，姑以疏化。

炙桑皮三钱　茯苓皮四钱　新会皮钱半　香橼皮二钱　大腹皮三钱　炒枳壳钱半　粉草薢三钱　海金沙四钱，包　制朴花一钱

加砂仁壳四分，官桂四分。

形寒身热，脘闷泛恶，盗汗神疲，姑以和卫调中为法。

芪皮三钱　防风钱半，同炒　白术钱半　茯苓三钱　陈皮钱半　法夏钱半　炒枳壳钱半　炒泽泻三钱　方通草四分

加淮小麦三钱，炒竹茹二钱。

---

① 金沸草：又名旋覆梗。咸，温。具有散风寒、化痰饮、消肿毒、祛风湿之功。

回 **点 评**

遍体浮肿，乃水湿泛滥之表现；腹膨囊胀，为湿邪阻滞气机，腹部气机不畅，兼见湿邪阻滞所致。故用药以桑白皮行水消肿；茯苓皮健脾利水渗湿；新会皮燥湿化痰，健脾和中；香橼皮、枳壳疏肝理气；大腹皮行气利水；萆薢分利水湿；海金沙通利水道，清利水湿；厚朴花宽中利气，化湿开郁；砂仁化湿行气；肉桂温肾暖中。诸药共奏疏肝健脾温肾、行气利水化湿之效。二诊之时尚见形寒身热，脘闷泛恶，盗汗神疲，可见卫表不和，但湿邪犹在。故以黄芪、白术、防风益气固表；茯苓健脾利水渗湿；陈皮、法半夏燥湿行气；枳壳疏肝理气；泽泻、通草利水渗湿；淮小麦养心，益肾；竹茹清热化痰。诸药共奏和卫固表、疏肝健脾、行气利水之效。

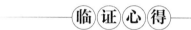

湿邪为病，易伤气机，致病多端，但总以健脾利水渗湿为主要治法。但仍需注意肝主疏泄功能对津液运行、输布的重要作用。在健脾治湿之余，兼以疏肝理气。

六四、疟母攻动

杨右 疟后腹痛腰酸，带下心悸，月事衍期，眩晕脉弦。疟母攻动，姑以和脾疏肝为治。

炒丹参三钱 鸡血藤膏六分 制香附三钱，打 全当归三钱 焦白芍三钱 白川芎钱半 炒杜仲三钱 炒川断二钱 金毛脊四钱

加乌贼骨四钱，月季花三朵。

回 **点 评**

疟久不愈，气血亏损，瘀血结于胁下而成疟母，气机不畅之时，易作

攻动。故用药以丹参活血祛瘀，凉血清心，养血安神；鸡血藤膏补血，活血，调经；香附疏肝理气，活血调经；当归补血调经，活血止痛；白芍养血敛阴，柔肝止痛；当归活血祛瘀；杜仲、续断、狗脊补肝肾，强筋骨；乌贼骨收敛止血，固精止带；月季花活血调经，消肿散结。诸药共奏活血祛瘀调经、理气止痛之效。

〔临〕〔证〕〔心〕〔得〕

疟母为病，多责气血，疟久不愈，邪伏于阴，久而成形，结为癥瘕。故多用活血化瘀、消肿散结、理气止痛之品治之。

六五、腹满足肿

朱左　腹满如鼓，足肿里热，湿郁阻气，治以疏化。

沉香片四分　香橼皮二钱　新会皮钱半　茯苓皮四钱　大腹皮三钱　焦蒌皮三钱　炒枳壳钱半　广木香四分　炒车前三钱

加白蔻仁四分，后入官桂四分。

〔点　评〕

腹满如鼓，因腹中湿阻，腹中气机运行欠畅，加之腹中水湿积聚，难以运化，则见腹满如鼓；水湿泛滥，易犯阴位，则见足肿；气机运行欠畅，郁久易化热，则见里热。故用药以沉香降气，以防郁滞之气上逆；香橼皮、新会皮疏肝理气，燥湿化痰；茯苓皮、大腹皮健脾渗湿利水，车前子清热利水，通淋渗湿，白蔻仁温中化湿行气；枳壳、瓜蒌皮行气除满；木香行气止痛；肉桂温肾暖中，诸药共奏疏肝理气、化湿利水之效。

〔临〕〔证〕〔心〕〔得〕

水湿为病，治之应因势利导，分消水湿，同时少佐行气、温肾暖中之品，有助于停聚之水湿的运化。

六六、中虚挟湿

姚左　寒热复作，脘满纳呆，神疲溺赤。中虚挟湿，运行失司，姑以疏和。

川石斛三钱　白茯苓三钱　新会皮钱半　法半夏钱半　益智仁钱半　焦枳壳钱半　沉香屑四分　川郁金一钱　炒泽泻三钱

加白蔻仁四分，后入，佛手钱半。

点　评

湿热郁阻，营卫气争，则见寒热往来，但与邪犯少阳之寒热往来不同；脘满纳呆、溺赤，为湿热之邪困阻中焦所致；神疲，为中气亏虚，化源不足所致。石斛滋阴生津；茯苓健脾渗湿利水，泽泻利水渗湿，白蔻仁温中化湿行气；新会皮、法半夏理气化湿；益智仁暖脾胃和中；枳壳、沉香、郁金、佛手疏肝解郁，理气化痰，诸药共奏疏肝解郁、和中健脾、利水渗湿之效。

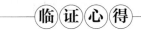

寒热往来之因，并非仅有邪入少阳，湿热郁阻也是重要原因之一。湿邪为病，以伤脾胃，土虚木易乘之，故在临床辨治湿热郁阻所致的寒热往来，需注意肝脾间的关系，酌情添加疏肝理气之品，以调和肝脾。

六七、便溏足肿

俞右　里热骨蒸，形瘦内[①]削，便溏足肿，纳呆神疲，脉形细数。病延经久，须善理之。

---

① 内：疑为"肉"之误。

嫩芪皮钱半　防风根钱半　生於术钱半　云茯苓三钱　新会皮钱半　仙半夏钱半　焦枳壳钱半　制香附三钱　炒泽泻二钱

加砂仁壳四分，生谷芽四钱。

点 评

里热骨蒸，形体消瘦，提示存在阴虚内热之象；但见便溏、神疲、纳呆，可知脾气亏虚；足肿可见脾气亏虚之余伴有水湿泛滥；脉数为骨蒸内热之征象，脉细为阴虚和脾虚之征象。嫩芪皮、防风根、生於术三药补益脾气；云茯苓、新会皮、仙半夏、焦枳壳、制香附、炒泽泻等药共用理气化湿消肿；砂仁壳、生谷芽健脾开胃。

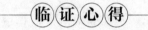

虽有阴虚与脾虚水湿之象，但久病脾胃气虚，脾胃为后天之本，故治疗时不仅要化湿，还需要补气与健脾开胃，此即"有胃气则生，无胃气则死"。

六八、咳呛吐红

朱左　咳呛经久，曾经吐红，脉来弦细，姑以理肺降气为治。

黄防风钱半　杜苏子三钱　粉前胡钱半　新会皮钱半　法半夏钱半　云茯苓四钱　白杏仁三钱　真川贝钱半　冬瓜子三钱

加凤凰衣八分，款冬花钱半

点 评

肺气郁滞，肺气不利，肺失肃降，则见咳呛；脉弦而细，提示存在气滞痰湿之象。苏子、前胡、款冬花降气化痰，贝母、杏仁、冬瓜子清热化痰止咳；新会皮、法半夏理气化痰；凤凰衣养阴清肺；防风祛风解痉，诸药共奏降气理肺、祛风解痉、润肺止咳之效。

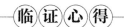

咳呛之证，可由肺气郁滞，肺气不利，肺失肃降而成。降气止咳之余，可酌加养肺、解痉之药。曾有吐红经历者，需注意气郁化火而再次引发吐红。

六九、腹满下痢

钱左　腹满如鼓，下痢后重，里热溺赤，姑以疏化。

焦冬术钱半　炒枳实二钱　法半夏钱半　新会皮钱半　焦蒌皮三钱　香橼皮二钱　茯苓皮五钱　大腹皮三钱　广木香四分

加沉香片四分，官桂六分。

点 评

下痢后重，辨其因脾虚湿盛，水湿下渗肠间，则见下痢；脾气亏虚，升举无力，且气随津脱，脾虚更甚，则见下痢后重；水湿停聚于腹，则见腹满如鼓。故以白术健脾燥湿；枳实、瓜蒌皮行气除满；半夏、新会皮化湿行气；香橼皮疏肝理气燥湿；木香、沉香行气止痛；茯苓皮、大腹皮健脾利水渗湿，肉桂暖中，诸药共奏疏肝解郁、化湿和中之效。

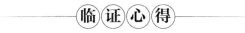

下痢之证，多责之水湿，水湿多因脾虚而成。在治疗水湿偏盛之下痢时，应健脾利水渗湿之余，莫忘行气、暖中，以期速消诸般不适。

七〇、中虚失运

南老相　症情渐逸，惟胃纳未醒，按脉沉细。中气尚亏，运行失司，再以和脾健胃为法。

金石斛三钱　云茯苓三钱　新会皮钱半　仙半夏钱半　炒谷芽四钱　炒泽泻三钱　益智仁钱半　沉香曲二钱　广木香四分

加砂仁末四分，后入，代代花四分。

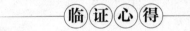

点　评

前病渐复，但惟纳食欠佳，念其前病渐复，但中气未复，中气仍亏，运化失职，则见纳食欠佳。故以石斛养胃生津；茯苓健脾渗湿；新会皮、半夏燥湿理气；木香、砂仁芳香醒脾，化湿行气；谷芽健脾开胃；泽泻利水渗湿；益智仁暖脾胃和中；沉香温中降逆；代代花理气宽胸开胃，诸药共奏温中健脾和胃之功。

临证心得

疾病恢复期，中气未复，中气仍虚，运化失职，纳食欠佳，此时应注意固护渐复之中气。在调养脾胃之时，勿忘在补脾之余，稍佐调畅气机之药，以免补而壅滞，反受其扰。恢复期，因正气未复，正处于疾病易于复发的阶段，因此注意固护后天之根本，有助于疾病的恢复。

七一、腹痛血痢

施左　劳伤肝脾，腹痛血痢，脘胀结痞，里热形瘦，恐延中满，姑以疏和。

炒於术钱半　茯苓皮四钱　扁豆皮炒，三钱　新会皮钱半　制香附三钱　焦白芍三钱　黑地榆三钱　槐米炭三钱　炙甘草三分

加煨木香四分，后入，椿根皮三钱，炒

点　评

过度劳累，损伤肝脾，肝气亏虚，疏泄乏力，腹部气机不畅，不通则

痛，则见腹痛、脘胀结痞；脾气亏虚，气失固摄，则见血痢；因虚致郁，气郁化热，则见形体消瘦。故以白术健脾燥湿，茯苓、扁豆皮健脾化湿利水，新会皮、香附、木香疏肝理气；白芍养血柔肝；椿根皮清热燥湿，涩肠止血；炙甘草调和诸药。诸药共奏补益肝脾，涩肠止血之效。

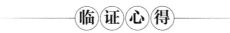

临证心得

气虚之证，诸脏皆有，唯肝一脏，论述极少。"肝有相火，有泻而无补""肝无补法""东方之木无虚不可补"等肝无虚证的论述比比皆是。但事实上，肝气虚证客观存在。《灵枢·本神》云："肝气虚则恐，实则怒。"《素问·方盛衰论》亦记载有"肝气虚则……梦伏树下不敢起"。肝气虚证之证候可有：恐疑不安等精神情志的改变，气上冲咽，头目昏暗等表现。"夫肝之病，补用酸，助用焦苦，益用甘味之药调之。"因此，肝气虚证可以酸甘类药达到补肝之目的。

七二、腹满结痞

吴左　腹满如鼓，结痞攻痛，囊足皆肿，便结溺少，里热形瘦，势难支持，慎之。

焦冬术钱半　淡吴萸四分　煨益智钱半　制香附三钱　新会皮钱半　制半夏钱半　焦枳壳钱半　大腹皮三钱　茯苓皮四钱

加白蔻仁四分，后入，官桂四分。

腹满脘胀、结痞皆松，足萎酸痛，再以和脾疏肝为治。

生於术钱半　茯苓皮四钱　扁豆皮三钱，炒　新会皮钱半　香橼皮二钱　焦萎皮三钱　焦枳壳钱半　制香附三钱　焙木瓜二钱

加砂仁壳四分，官桂四分。

点评

腹满如鼓，内有癖块，加之疼痛部位走窜攻冲作痛之感，辨其癖块乃因腹部气滞而成；因气郁致脾虚，脾虚运化失职，水液代谢异常而肿，则

其囊足皆肿；气郁化火，内耗阴液，致其便结溺少而形瘦。故以白术健脾燥湿；吴茱萸温中散寒，疏肝解郁，行气止痛；益智仁暖脾胃和中；香附、枳壳行气止痛；新会皮、半夏温化痰湿而理气；白蔻仁温中化湿行气；大腹皮利水疏滞，行气止痛；茯苓皮健脾利水；肉桂暖中，诸药共奏温中健脾、疏肝理气、利水行滞之功。二诊之时腹满脘胀、结痞症减，但仍有足痿软无力，伴酸痛感，辨其气郁之势减，足仍为湿所困，故以白术健脾燥湿；茯苓皮健脾利水渗湿，扁豆皮健脾化湿，砂仁温中化湿行气；新会皮、香橼皮、瓜蒌皮、枳壳、香附疏肝解郁，理气止痛；木瓜除湿利痹，缓急舒筋；肉桂暖中，诸药共奏温中健脾、利水渗湿、疏肝解郁之功。

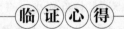

临证心得

治病求本，本案腹满如鼓，结痞攻痛，囊足皆肿，便结溺少，形势危急，究其根源，乃气郁化火所致。因此，治疗以理气行气之药为主，配伍健脾利水之药，实现疏解气机郁滞以治本，健脾利水以治标。

七三、腹胀结痞

朱左　脘腹膨胀，结痞攻痛，形瘦纳呆，脉形濡数，暂以和脾理气为法。

炒於术钱半　淡吴萸四分　煨益智钱半　茯苓皮三钱　大腹皮三钱　香橼皮三钱　制香附三钱　炒朴花一钱　炒泽泻三钱

加砂仁壳四分，广木香四分。

点 评

本案脘腹膨胀，有癖块，伴疼痛部位走窜攻冲作痛之感，辨其乃因脘腹气机郁滞，结而成癖块；气机郁滞，常影响脾胃功能，脾胃运化失职，则见纳呆、形体消瘦；脉濡多为虚证或湿证的表征之一，脉数提示存在气郁化火。故以白术健脾燥湿；吴茱萸温中散寒，疏肝解郁，行气止痛；益智仁暖脾胃和中；茯苓皮健脾利水，砂仁温中化湿行气，泽泻利水渗湿；大腹皮利水疏滞，行气止痛，香橼皮、香附、木香疏肝解郁，理气止痛；厚朴花宽中利气，化湿开郁，诸药共奏和中健脾、疏肝理气、化痰除湿之功。

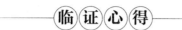

临证心得

痞字有二解，一为癖块，仅积聚类疾病见；二为痞满，诸病皆可见。本案作癖块解。攻冲作痛是气机郁滞作痛的特征之一。因此，辨其乃因气郁所致之癖块，故以疏肝理气之药为多。因气郁易伤脾胃，易化火，引起痰湿等病理产物的产生，从而加速癖块的生长。因此，在方中加入温中健脾，分消水湿之药，以防止他证蜂起，加重病情。

七四、咳呛吐红

张左　咳呛气逆，吐红屡发，今则尤甚，里热脉数，肝肺络伤，姑以疏降。

南沙参三钱　杜苏子三钱　紫降香四分　茜草根三钱，炒　白杏仁三钱　真川贝钱半　怀膝炭三钱　墨旱莲三钱　辰茯神四钱

加参三七四分，藕节炭四钱。

点评

气机郁滞，郁而上逆，则见咳呛气逆；气郁化火，迫血妄行，并灼伤脉络，则见吐红屡作。故以南沙参养阴清肺；苏子、白杏仁降气止咳；贝母清热止咳；降香、茜草根止血，活血行气止痛；怀膝炭引火下行，兼可止血；墨旱莲补益肝肾，凉血止血；辰茯神重镇安神，诸药共奏疏肝解郁、降逆止咳、凉血止血之功。

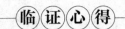

治病求本，本案之吐红，虽为火热伤络，迫血妄行所致，但究其根源，乃气郁化火所致。因此，治疗应凉血止血之药与理气行气之药相合，实现疏解气机郁滞以治本，凉血止血以治标。另外，出血之证，在止血之余，莫忘稍佐活血化瘀之药，以防止瘀血的产生。

七五、气郁化火烁金

蔡右　咳呛气逆，痰黏不爽，胸胁络痛。此由气郁化火，上烁肺金，肺失清肃所致，姑以和中降气为治。

南沙参三钱　旋覆花钱半，包　煅代赭四钱　杜苏子三钱　新会皮钱半　白杏仁三钱　真川贝钱半　云茯苓四钱　怀牛膝二钱，盐水炒

加凤凰衣八分，银杏肉三钱，打。

点　评

咳呛气逆，因气机郁滞，郁而化火，上灼肺金，肺失肃降，故见咳呛气逆；郁火灼肺，炼液成痰，则见痰黏不爽；肺失肃降，兼痰液蕴肺，阻滞气机，上焦气机不畅，不通则痛，则见胸胁络痛。故以南沙参清肺祛痰，旋覆花消痰止咳，苏子消痰降气止咳，杏仁止咳化痰，川贝母清热化痰止咳，代赭石降逆下气止咳，银杏肉敛肺止咳，诸药共奏清热化痰、降逆止咳之效；新会皮、茯苓理气除湿；怀牛膝引火下行；凤凰衣养阴清肺，诸药共奏化痰和中、降气止咳之功。

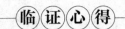

咳呛之证，多因气郁而成，可以理气降逆之品治之。气郁之余，不仅可炼液成痰，更可木郁乘土，以致脾虚，进而生痰，从而加重气郁之证。因此，可根据临床实际灵活加减配伍。

七六、中脘积痞

龚左　中脘积痞，按之坚硬，欲胀欲痛，里热形瘦，二便不爽。此由肝脾不和，运行失司所致，姑以和中理气为法。

生於术钱半　淡吴萸四分　煨益智二钱　制香附三钱　新会皮钱半　制半夏一钱　焦枳壳一钱　沉香片四分　香橼皮二钱

加白蔻仁四分，后入，佛手钱半。

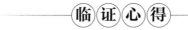

点评

中脘部痞积成块，按之坚硬，欲胀欲痛，可见中焦气机郁滞，不通则痛；气滞日久，郁而化热，遂成里热，里热炽盛，煎熬阴液，则见形瘦；二便不爽，可见有脾虚湿困之象。故以白术健脾燥湿；吴茱萸疏肝解郁，行气止痛；益智仁暖脾胃和中；枳壳、沉香、香橼皮、佛手疏肝理气止痛；新会皮、半夏、白蔻仁理气化痰除湿，诸药共奏和中健脾、疏肝理气化痰除湿之功。

临证心得

积痞之证，可因气滞、痰湿、瘀血等因素积聚局部而成。临床见气滞者，可加疏肝理气之品；见痰湿者，可加健脾除湿之品；见瘀血者，可加活血化瘀之品。

七七、肝脾不和

戴左　腹满作胀、坚硬皆松，溺赤亦淡，按脉沉弦。肝脾不和，运行失职，治宜疏肝理气、和脾化湿为法。

炒於术钱半　茯苓皮三钱　香橼皮三钱　新会皮钱半　焦蒌皮三钱　大腹皮三钱　焦枳壳钱半　沉香片四分　广木香四分

加砂仁壳四分，官桂六分。

□ **点 评**

肝郁气滞，横逆犯脾，运化失职，脾虚湿侵，则见腹满而胀；气郁日久化热，热势不甚，故溺赤亦淡；脉象沉弦，乃病变在里又兼气滞之象。故以炒白术健脾燥湿；茯苓皮、大腹皮利水行气；瓜蒌皮、新会皮、枳壳、砂仁壳行气消胀除满；沉香、木香行气止痛；肉桂暖中，诸药共奏疏肝理气、行气除胀、和脾化湿之功。

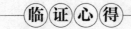

临床辨治肝脾不和之证，多以疏肝行气之品配以健脾之药，根据临床实际另行适当加减。兼见脾虚湿浸者，应多配伍健脾燥湿、利水渗湿之品，亦可酌情添加温肾暖中之品，以助脾运复健。

七八、肝脾不和

高右　脘胀结痞，腹痛便溏，里热纳呆，按脉弦细。肝脾不和，运行失司，姑以和中理气为法。

沉香片五分　香橼皮二钱　新会皮钱半　法半夏钱半　焦枳壳钱半　广木香四分　川郁金一钱　金铃子三钱　元胡索二钱

加佛手钱半，玫瑰花三朵。

□ **点 评**

肝脾不和，肝强而脾弱，肝气郁结，横逆犯脾，脾胃气机失常，升降失司，则见脘胀结痞；肝气郁滞，腹气欠畅，则见腹痛；脾胃虚弱，脾运失职，则见纳呆便溏；脉弦乃肝气郁滞之征象，脉细为脾胃虚弱之表现。故以沉香、香橼皮、枳壳、木香、郁金、佛手、玫瑰等大量理气之品疏肝理气；加金铃子、延胡索，即金铃子散，疏肝泄热，行气止痛，以疏肝解郁，兼防气郁化火；加新会皮、法半夏理气化湿，以防脾虚生湿，阻滞气机，加重病情。

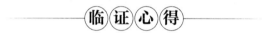

肝脾不和之证，有肝强、脾弱之分，肝强者，肝气郁滞之象显而脾弱之征不显；脾弱者，脾弱显而肝郁不甚；更有肝强脾弱皆显或皆不显者，须根据临床实际灵活配伍。

七九、泄　泻

沈左　腹痛泄泻，久而不已，形黄里热，姑以和中收涩为治。

炒於术钱半　云茯苓三钱　新会皮钱半　御米壳炒，三钱　诃子皮二钱，炒　炮姜炭四分　黑地榆三钱　槐米炭三钱　炙甘草三分

加煨木香四分，后入，石莲肉四钱，打。

◳ 点　评

脾失健运，脾虚湿盛，则见泄泻久而不已；湿困中焦，中焦气机失常，升降失司，则见腹痛。故以炒白术健脾燥湿，茯苓淡渗利湿，新会皮理气化湿，石莲肉补脾涩肠止泻；御米壳、诃子皮涩肠止泻，兼止腹痛；更加木香增强行气止痛之力；虽为脾虚湿盛，但形黄提示里热已成，为防里热迫血妄行而致下血，投以炮姜炭、黑地榆、槐米炭，寒温并用，寒药重于热药，且炒炭加强止血之效。炙甘草调和诸药，诸药共奏和中收涩之功。

临证心得

泄泻之病，有外感内伤之别，外感者多责之于湿，内伤者多责之于脾。本案乃脾虚之泄泻，脾虚之久泻，需及时止泻，故在健脾除湿药味中佐加涩肠止泻之品，以期和中收涩止泻。需注意的是，御米壳久用易致药物成瘾，故应中病即止。

八〇、腹痛泄泻

吕幼　腹痛肠鸣、泄泻里热、汗多均减，按脉沉数，纳呆口渴。恐延慢[①]惊脾，姑以和中分利为法。

炒於术钱半　云茯苓三钱　扁豆皮三钱，炒　新会皮一钱　御米壳三钱，炒　诃子皮钱半，炒　南楂炭二钱　炒车前三钱　炙甘草三分

加煨木香四分，后入，钩藤三钱，后入。

点 评

此案为幼儿复诊病案。患儿经过前方治疗后，腹痛、肠鸣、泄泻、里热、汗多症状缓解。现食欲不振，口干，脉象沉数，提示体内脾运未健，邪热内蕴，水湿内阻，津液不能上承。故以炒白术健脾燥湿；茯苓淡渗利湿；扁豆皮健脾化湿；车前子清热利水渗湿；新会皮理气化湿；御米壳、诃子皮涩肠止泻，兼止腹痛；山楂活血化瘀；更加木香增强行气止痛之力；钩藤清热平肝；炙甘草调和诸药，诸药共奏和中化湿、收涩止泻之功。

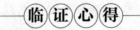

小儿泄泻日久，虽水湿为患而泄泻，但恐泄久伤津耗液，经脉失养，引发内风，出现慢惊脾，故及时止泻。

八一、失血吐泻

吴左　阴阳络伤，失血，上吐下泻，腹膨作胀结痞，姑以和中调营为法。

---

① 延慢：即延漫。繁衍散布。

川楝肉三钱　元胡索二钱　制香附三钱　炒归头三钱　炒白芍三钱　南楂炭三钱　茜草根三钱，炒　参三七四分　黑地榆三钱

加椿根皮三钱，炒，卷柏炭三钱。

点　评

川楝子清肝火，除湿热，止疼痛；延胡索活血散瘀，理气止痛；香附疏肝理气；当归补血活血；白芍养血敛阴，柔肝止痛；山楂活血化瘀；茜草凉血止血，行血祛瘀；地榆凉血止血；三七活血止血；椿根皮清热燥湿，涩肠止血；卷柏活血通经。诸药共奏疏肝理气、活血化瘀之效。

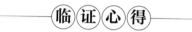

"瘀血不去，新血不生"。络伤失血，瘀血阻滞之证，治之不仅需凉止血，更需稍佐活血之品，有利于失血之证的恢复。

八二、咳嗽心悸

陈左　盗汗渐减，惟咳嗽痰多，气急心悸，四肢无力，惊惕肉瞤[1]，按脉濡细。正气尚亏，再以和中理肺为法。

炒潞党钱半　旋覆花钱半，包　杜苏子三钱　粉橘络钱半　辰茯神四钱　甜杏仁三钱　真川贝钱半　东白芍三钱　白石英三钱

加冬瓜子三钱，凤凰衣八分。

点　评

前病盗汗，经治疗后，盗汗症减。现痰湿阻肺，肺气不利，则见咳嗽痰多；胸中气机不畅，则见气急；脾虚化源不足，心失所养，则见心悸；脾主四肢，故脾虚可见四肢无力；盗汗方减，阴气未复，经络失养，则见

---

[1]　惊惕肉瞤：当为筋惕肉瞤。症状名。指筋肉惊惕跳动。见《伤寒论·辨太阳病脉证并治》。多因汗多伤阳，血虚津耗，筋脉失养所致。

惊惕肉瞤，脉象濡细亦为阴液亏虚之象。故以党参补中益气健脾；旋覆花化痰止咳，苏子降气消痰，橘络化痰理气通络，杏仁降逆止咳，冬瓜子清肺化痰，川贝母化痰止咳，数药相合以达化痰降气止咳、宽胸理气之用；白石英配白芍，敛阴定惊，柔肝止瞤。诸药合用，共奏和中化痰、理气止咳之效。

───── 临证心得 ─────

脾为生痰之源，肺为贮痰之器。治疗脾虚痰湿之咳嗽时，不仅应清肺中之痰，还要注重益气健脾，以杜绝生痰之源。另盗汗一症，并非仅有阴虚可致，气虚、内热亦可引起盗汗，临床需仔细甄别。

八三、病后湿阻

陆右　病后面浮足肿，里热纳呆，形黄，湿邪阻气，治以分泄。

川石斛三钱　茯苓皮三钱　扁豆皮三钱，炒　新会皮钱半　霞天曲钱半，炒　制朴花一钱　炒枳壳钱半　炒泽泻三钱　方通草四分

加砂仁壳四分，官桂四分。

点评

疾病伤脾，运化失常，水液停滞，水湿泛滥，则见面浮足肿且纳呆；水湿阻滞气机，郁久化热，湿热胶着，故见形黄。故以石斛清热养阴；茯苓皮、泽泻、通草利水渗湿消肿，扁豆皮、霞天曲健脾化湿，数药相合，使分消水湿，以治面浮足肿；厚朴花、新会皮、枳壳化湿开郁，宽中利气。诸药共奏分消水湿、宽中利气之效。

───── 临证心得 ─────

临床诊治水湿泛滥之证，多责之中焦脾胃。除健脾除湿之外，应重视因势利导，分消水湿，中可化湿，下可渗湿，以期速效；同时，因湿性黏

滞，故水湿泛滥之证，需重视气机，在治湿之余，莫忘理气。

八四、湿阻肝脾不和

熊左　腹满如鼓，面浮足肿，里热形黄，脘胀纳呆，湿邪阻气，肝脾不和，姑以疏中理气为法。

焦冬术钱半　淡吴萸四分　煨益智钱半　制香附三钱，打　新会皮钱半　制半夏钱半　焦枳壳钱半　大腹皮三钱　制朴花钱半

加白蔻仁四分，官桂六分。

点　评

中焦为湿邪所困，运化失职，水液停滞腹中，土不制水，则见腹满如鼓；水液泛滥四肢，则见足肿；水液停滞颜面，则见面浮肿；湿困中焦，气机不畅，土壅木郁，肝郁乘脾，则见脘胀纳呆。故以白术益气健脾，吴茱萸温中补阳，益智仁暖脾胃和中，肉桂补肾暖中，香附、枳壳行气宽中，新会皮、制半夏燥湿行气，大腹皮、厚朴花、白蔻仁利水行气，诸药共奏疏中理气之效。

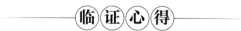

本病因湿阻中焦伤脾，湿阻气机，气机不畅，肝气犯脾，肝脾不和，最终导致水液停聚而成该病。需格外注意的是，肝脾病久，易伤肾脏，肾伤则火（肾阳）不暖土或水不涵木。

八五、腹满纳呆

卜左　湿邪阻气，脘满纳呆，里热溺赤，按脉沉数，姑以疏中渗湿为法。

杜藿梗钱半　香青蒿钱半　新会皮钱半　法半夏钱半　焦枳壳钱半　全瓜蒌

三钱 大腹皮三钱 沉香屑四分 南楂炭三钱

加白蔻仁四分，后入，佛手钱半。

🔲 点 评

湿邪困阻中焦，中焦气机不畅，脾胃升降失司，则见脘满纳呆；气郁日久化热，则见溺赤；脉来沉数，乃里病兼热之象。故以藿香化湿醒脾，配伍新会皮、法半夏、大腹皮、厚朴花、白蔻仁利水化湿开郁，行气宽中除胀；枳壳、全瓜蒌、沉香、佛手增强理气宽中除胀之功；青蒿清热而不伤中焦脾胃；山楂消食去积，诸药共奏疏中渗湿之效。

临证心得

本病为湿邪阻滞中焦所致，病位在中焦脾胃，病性属湿、气滞为主，兼见热象。而且脾主运化，在处方用药时，需要注意固护脾胃。故本案在疏中渗湿的过程中，使用焦制或炒炭的药物，以达到不伤脾胃的效果。临证时，应当时刻注意固护中焦脾胃。

八六、气虚挟湿

庄左 脱力伤气，气虚挟湿，湿郁化热，以致形瘦里热，中满溺黄，姑以和脾渗湿为法。

生於术钱半 茯苓皮四钱 扁豆皮三钱，炒 新会皮钱半 法半夏钱半 香橼皮二钱 大腹皮三钱 炒枳壳钱半 炒泽泻三钱

加白蔻仁四分，后入，官桂四分。

🔲 点 评

脾主肌肉，为后天之本、气血生化之源。该患者形劳过甚，损耗脾气，导致脾气亏虚，无力推动水液运化，从而酿生湿邪；且湿邪困遏中焦，郁久化热，湿热胶着，缠绵难解。脾气亏虚，气血生化乏源，机体缺

乏气血充养，故形体消瘦；湿热交蒸，阻滞气机升降，发为里热、腹中痞满；湿热下注膀胱，可见小便短黄。病机既明，治法可定。赖氏治以调和中焦、渗湿泄热为法。陈皮理气和中、醒脾化湿；茯苓皮、大腹皮行气、利湿、消胀；白术、炒扁豆皮健脾利湿；法半夏苦温燥湿，辛开消痞，与香橼皮、炒枳壳合用，增强行气宽中、破气除痞之用；白豆蔻芳香醒脾，化湿行气；炒泽泻利水消肿，渗湿泄热；加少量肉桂，辛散温通，化气通达，尚具有鼓舞气血生长之妙，是为点睛之笔。诸药合用，共奏理气和中、渗湿泄热之效。

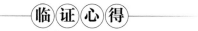

临证心得

本案脾气亏虚为本，湿热内蕴中焦为标。此时若过早运用甘温健脾、补中益气之品，会加剧湿热，反而助邪，故应以清除湿热为主。湿热为患，首先要辨清湿与热轻重主次之分。本案诸症合参，可见湿重于热，当遵循前贤"治湿不利小便，非其治也"的古训，通过利水渗湿泄之法，让湿热之邪从小便而出，给邪以出路。待邪尽，再缓图益气健中。

八七、咳呛心悸

程左　咳呛痰沫，里热盗汗，眩晕头蒙，心悸少寐，姑以和卫理肺为治。

嫩西芪三钱　防风根钱半，同炒　生白术钱半　辰茯神四钱　新会皮钱半　杜苏子三钱　白杏仁三钱　真川贝钱半　云茯苓三钱

加辰灯心数寸，淮小麦三钱。

点　评

肺阴亏耗，燥热内生，煎灼津液，炼液为痰，导致肺失宣肃，呛咳痰沫，自觉里热明显；入睡卫阳由表入里，肌表不固，与体内虚热相交，迫津外泄，醒后卫阳由里出表，肌表得固，故夜间盗汗；痰浊上蒙清窍，故发为眩晕、头蒙；虚热内扰，心神不安，可见心悸、少寐。关键病机在于

肺阴亏虚，卫表不和。故赖氏治以滋阴润肺、固表和卫，药用川贝养阴润肺，止咳化痰；陈皮与茯苓合用，健脾，理气，化痰；杏仁主入肺经，味苦降泄，能调节肺气宣发肃降而止咳；配伍紫苏子降气化痰，肺气得降，痰浊得化，咳呛自平；玉屏风散固护卫表，腠理开合得司，盗汗自止；茯神宁心安神，灯心草清心火，淮小麦益气阴，退虚热，固表敛汗。全方共奏润肺清热、理气化痰之功。

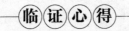

临证心得

诊治肺系病证，要注意恢复肺气宣发、肃降功能的动态平衡。肺主气司呼吸、主行水等机能，与肺气宣降的生理特性密不可分。宣降协调，则"水精四布，五经并行"；若宣降失调，则多见于呼吸异常、津液代谢障碍及卫外不固等病证。

八八、咳呛吐红

蔡左　寒热咳呛，气逆吐红，按脉弦数，先以清降。

杜苏子三钱　紫降香五分　茜草根三钱，炒　怀膝炭三钱　白杏仁三钱　真川贝钱半　川郁金一钱　参三七四分　辰茯神四钱

加藕节炭四钱，仙鹤草钱半。

点 评

肝主疏泄，疏通、畅达周身气机。肝气郁结，日久化火，上犯肺金，导致肺气上逆，宣降失职，故发为呛咳、气逆；火热之邪灼伤血络，血溢脉外，随肝气上扰，故见吐红。脉象弦数亦为肝火内盛之征。赖氏治以清泄肝火、宣降肺气之法。药用川郁金，性寒清热、味苦降泄，既能行气解郁，又可凉血止血，和降香同用，加强降气止血之功；川贝母滋阴润肺止咳，清化郁热；苏子与杏仁相须为用，降逆止咳；三七性温，与苦寒之茜草相配，寒温同炉，既可活血，又能止血，达到活血不出血、止血不留瘀的目的；仙鹤草药性平和，既可收涩止血，又有补虚之功；怀牛膝与藕节

炒炭存性，增强收敛止血之力；茯神经过朱砂拌染，可清火重镇，平息气火上逆。综观全方，既能清火降气，又能活血止血，实为标本兼顾。

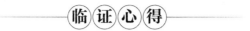

治疗出血性病证，以止血为首要任务。止血药味众多，要根据病证的性质特点、出血部位、出血性状等细微差别，选择的对药味。但切记"气为血之帅，血为气之母"，不能忽视了气血之间的紧密关联，在大队止血药中，佐加少许理气、行气之品，气行则血行，气滞则血停，方可血止而不留瘀。

八九、湿邪中焦

王左　腹膨如鼓，便溏溲少，形黄里热，脉形弦数，湿邪阻气，气化不宣，暂以理气疏中为法。

生於术钱半　茯苓皮五钱　扁豆皮三钱，炒　新会皮钱半　炙桑皮四钱　大腹皮三钱　制香附三钱　焦白芍三钱　炒车前三钱

加海金沙四钱，包，荸荠干一握。

点　评

本案湿邪阻滞中焦，脾胃气机升降失常，导致腹部膨大如鼓；脾胃运化受纳失职，影响水谷津液正常输布、代谢，水湿不走膀胱，却下渗肠间，大肠泌别清浊功能失常，故大便稀溏，小便短少；湿邪困阻，郁而化热，熏蒸胆腑，胆汁外泄肌肤，可见形体肌肤发黄；湿热内扰，人体自觉烦热不适；脉象弦数，为邪热内盛之象。赖氏诊断核心病机在于湿邪阻滞，气化不利，拟理气化湿、疏通中焦，仿五皮饮之意，用茯苓皮、扁豆皮、陈皮、桑白皮与大腹皮利水渗湿，且扁豆皮炒用，亦具健脾之力；配以香附，疏肝理气，气行则湿化；肝体阴用阳，为防过用香附辛燥熬伤阴血，故辅以白芍炒焦，去性取用，滋养肝血；白术益气健脾，燥湿利水，补脾气，复脾运，让湿邪无从酿生；炒车前子利水湿、分清浊，利小便以

实大便；海金沙增强利水清热之功；荸荠性寒，能清热利尿，且有养阴生津之用，可预防利水太过导致津液亏耗之弊。诸药合用，共奏理气化湿、利水清热之功。气化，湿行，热清，则诸症自除。

───── 临 证 心 得 ─────

治湿之法繁多，诸如利水渗湿、芳香化湿、苦温燥湿等等，要根据病证实际，详加斟酌选用，不可盲目堆砌，否则左右掣肘，疗效不佳。同时，也要注意恢复脾胃运化功能。脾运得健，水液代谢正常，可杜生湿之源。此外，应深刻认识津液与气的密切关系，不可仅着眼于利湿、化湿，若稍加疏肝理气、调畅气机之品，往往可收到事半功倍之效。

九〇、腹膨足肿

郭左　脘痞腹膨，面黄足肿，便溏溲赤，脉形细数，暂以疏中渗湿为法。

生白术钱半　带皮苓四钱　粉猪苓二钱　炒泽泻三钱　新会皮钱半　香橼皮二钱　大腹皮三钱　制小朴一钱　炒车前三钱

加白蔻仁四分，后入，官桂六分。

🔲 **点　评**

湿邪停聚，阻碍气机，脾胃升降逆乱，故胃脘痞闷不舒；气机不畅，又影响水液正常代谢，水湿蓄积体内，可见腹部膨大；湿性趋下，易袭阴位，多伤及人体下部，发为下肢浮肿；湿邪困遏中焦，脾胃生化失职，故大便稀溏，气血乏源，皮肤失于濡养，表现为面色萎黄；小便短赤、脉象细数，均为体内郁热之征。赖氏以疏通中焦、渗湿泄热为法，仿五苓散之意，以白术健脾燥湿，茯苓、猪苓、泽泻、大腹皮利水渗湿，用少许肉桂替代桂枝，增强助阳化气祛湿之力；陈皮、白豆蔻芳香醒脾化湿；厚朴苦温燥湿；香橼理气、宽中、燥湿，一举三得；炒车前子利水渗湿泄热。综观全方，理气和中，利湿泄热，标本兼顾，诸症自愈。

---临证心得---

湿邪容易与热邪相兼为患，如油入面，胶着缠绵。临证时，既要明辨湿热轻重之分，又要准确把握具体病位所在。根据轻重，湿热病邪可细分为湿重热轻、湿轻热重与湿热并重等不同情形。本案虽见热象，但明显湿重于热，以湿邪为主，故主要祛湿，稍加兼顾清热。湿热之邪，可犯三焦。结合脉症，可知本案主要病位在中焦，因此，配合理气宽中之品，恢复脾升胃降职能，有利于湿热病邪的清除。明确湿热轻重程度与致病部位所在，据此立法、遣方、用药，才更具针对性，可有效提高临床疗效。

九一、脘闷呕吐

金左　寒热已淡，惟脘闷呕吐，便溏溺赤，脉形弦数，治以和胃疏中为法。

川石斛三钱　云茯苓三钱　新会皮钱半　制半夏钱半　焦枳壳钱半　炒竹茹二钱　东白芍三钱　川郁金八分　炒泽泻三钱

加白蔻仁四分，后入，鲜佛手一钱。

🗇 **点　评**

根据原文描述，可知该患者前患外感病，现恶寒、发热等表证症状已不甚明显，主要呈现出胃脘痞闷、呕吐、大便稀溏、小便短赤、脉弦数等脉症表现。外邪侵袭，中焦受损，脾胃升降失常，气机阻滞，故胃脘痞闷不舒；胃失和降，胃气上逆，发为呕吐；脾胃运化失常，水湿痰饮内生，且有化热之势，可见便溏溺赤，脉象弦数。综合考虑，可辨证为痰热内蕴、中焦失和，故赖氏治以和胃降逆、清热化痰，以温胆汤化裁。温胆汤理气化痰，和胃降逆止呕；加石斛益胃生津，以防过用温燥，损伤阴津；白芍味酸柔肝，滋养肝阴，防止土虚木乘，加重病势；郁金味辛性寒，能行能散，配伍佛手，具行气解郁之功；泽泻利水渗湿泄热；白豆蔻行气宽中、化湿止呕。诸药合用，共奏理气畅中、和胃化湿之功。

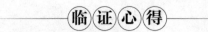

中焦病证，尤其要注意肝木与脾土的生克制化规律。肝郁气滞，疏泄不及，导致土壅木遏；肝气亢盛，横逆脾土，造成肝脾不和。在治疗脾胃疾患时，要稍佐疏肝理气、柔肝养肝之品，恢复肝脾之间的动态平衡状态，有利于病证向愈。

九二、胃失和降

陆左　症情渐入佳境，按脉沉细而弦。中焦脾胃升降未和所致，再以和胃疏中、柔肝理气为法。

金石斛三钱　云茯神三钱　法半夏钱半　新会皮钱半　炒枳壳钱半　全瓜蒌三钱　朱滑石四钱　炒泽泻二钱　大腹皮三钱

加白蔻仁四分，后入，佛手一钱。

点 评

本案作为复诊病案，描述稍显简略。患者服用前方后，病情得控，现脉象沉细而弦。沉脉主病位在里，脉细提示湿邪内阻，脉弦是肝气郁结，疏泄失常之象。肝失条达，阻碍气机，中焦升降失常，水湿内停。以方测症，当有水肿等湿邪阻遏中焦的症状表现。赖氏辨识其病机在于脾胃升降失常，以和胃宽中、柔肝理气之法对治，以温胆汤加减化裁。温胆汤中法半夏燥湿和胃，与竹茹相伍，温凉并用，和胃化痰之功备；陈皮理气燥湿，枳壳降气消痰，二者合用，理气祛湿之力增；茯神健脾渗湿，以杜生湿之源；瓜蒌能利气开郁，宽胸散结；滑石、泽泻利水渗湿泄热；大腹皮味辛主行散，能利气宽中，且能行水消肿；石斛滋养胃阴，以防利水太过而伤阴；加白蔻仁化湿行气；佛手辛行苦泄温燥，疏肝解郁，醒脾理气，燥湿化痰，于此处使用，一举三得。诸药合用，共收疏肝理气、和中化湿之效。

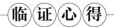

临证调畅气机时，要注意把握中焦脾胃与肝的协同关系。脾胃为气机升降的枢纽，而肝主疏泄，对周身气机的升降出入发挥重要影响。三者协调配合，气机才能畅达，才能维持升降的动态平衡状态。在用药方面，不可过用温燥、苦寒之品，以防损伤脾胃运化功能，加重病情。

九三、腹膨结痞

朱左　腹膨结痞，便溏溺少，形瘦脉弦，肝脾未协，再以和脾理气为法。

焦於术钱半　茯苓皮五钱　扁豆皮炒，三钱　新会皮钱半　香橼皮钱半　焦萎皮三钱　焦枳壳钱半　制香附三钱　朱滑石四钱

加海金沙四钱，包，淡竹叶二钱。

点　评

患者水液内停，阻滞气机升降，中焦运化失常，故腹部膨大、痞闷不舒；水液代谢、输布异常，膀胱、大肠对水液运化障碍，可见大便稀溏，小便短少；脾主肌肉，脾胃运化失常，机体失去气血充养，故形体消瘦；脉弦为肝失疏泄之征。脉症相参，赖氏辨为肝脾不和，肝木克乘脾土，故治以调和肝脾、理气行湿之法。茯苓皮、扁豆皮、滑石、海金沙、淡竹叶利水消肿；炒白术、陈皮复健脾运，苦温燥湿；香橼皮、焦萎皮、焦枳壳配伍制香附，发挥疏肝理气之功，气行则湿化。综观全方，理气与利湿兼顾，肝木与脾土同调，故诸症自愈。

临证时，要谨遵医圣"见肝之病，知肝传脾，当先实脾"的古训，掌握五脏生克制化规律，树立脏腑系统整体观，深刻认识脏腑间生理、病理

关系，用动态、发展的眼光准确把握病情变化。

九四、白 痦

龚右　寒热不止，身发白痦①，舌苔薄白，脉来弦紧。此由邪滞未楚，再以和渗。

生於术一钱　桑白皮二钱　广藿香钱半　粉猪苓二钱　新会皮钱半　制半夏一钱　沉香曲二钱　方通草三分　炒谷芽三钱　川郁金钱半　连皮苓三钱　绿滑石三钱

加鲜荷叶尺许，淡竹叶钱半。

点 评

患者恶寒发热，并见白痦显现，可初步断定归属于湿热类温病范畴。脉象弦紧，可认为是湿邪阻滞气机，邪留肌表。故治以调和气机、渗湿利尿之法。赖氏用桑白皮"以皮治皮"，发散郁遏肌表之邪，用藿香、荷叶芳香化湿，陈皮醒脾燥湿，白术健脾，共奏祛湿之功；猪苓、通草、淡竹叶、滑石利湿；制半夏苦温燥湿；郁金行气解郁；炒谷芽健脾开胃。全方健脾祛湿并举。

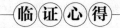

治疗外感疾患，要根据患者的脉症表现，明确疾病现阶段的病位所在，不可拘泥于具体病程长短。若病邪尚在肌腠，则用解肌发表之品，不可误用攻里，以免引邪入里。若病邪完全入里，表证不在，则要果断攻里。若邪在半表半里之间，则和解表里。由于感邪不同、患者体质等诸多因素，因此病位不定、病势灵活多变。

---

① 白痦：病名。指皮肤上发生的白色水疱。

九五、血虚风动，络脉失养

徐　眩晕得止，肩髃^①酸痛较前稍愈。向有肠风腹痛，可知血虚风动，络脉失养所致，再以养营通络为法。

生绵芪三钱　香桂皮三分　海桐皮三钱　片姜黄六分　秦艽肉钱半，炒　当归身三钱　宣木瓜钱半　制香附三钱　炒白芍三钱

加桑梗四钱，丝瓜络三寸。

点　评

该案患者经过赖氏诊治，眩晕、肩酸痛症状明显改善。结合患者肠风、腹痛等既往病史，赖氏认为是血虚生风、络脉失养所致，故治以滋养阴血、疏通络脉之法，药用当归养血和血，既补血，又活血，补而不滞；炒白芍柔肝敛阴，滋养肝体；黄芪、肉桂益气温通经脉；海桐皮、姜黄、秦艽通经络，止痹痛；用木瓜化湿和胃；香附疏肝理气，气行则湿行；桑梗走上肢，与丝瓜络相伍，主要发挥祛风湿、活血通络之功。本方妙在养血、祛风并行，祛邪而不伤正。

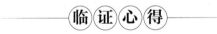

痛证，核心病机在于不通则痛、不荣则痛。在实际诊疗中，不能将这二者截然分开，要将通、补二法有机融合，方可取效。

九六、中气内亏

陶左　咳嗽喘逆，至夏尤甚，脉来沉细，中气内亏，再以和中降气为法。

---

① 肩髃：泛指肩关节上方。

　　南沙参三钱　旋覆花钱半，包　煅代赭四钱　粉前胡钱半　杜苏子三钱　云茯苓四钱　冬瓜子三钱　白杏仁三钱　沉香屑四分

　　加凤凰衣八分，炒竹茹二钱。

回 点 评

　　患者咳嗽气喘，夏季症状明显加重。炎夏阳热炽盛，症状反而加剧，提示是热性病证。脉象沉细，沉主里，细为阴虚。可知此案以虚热为患。赖氏辨为中气内虚，但"急则治其标，缓则治其本"，并非直接补益中气，而是以和中降气、止咳平喘为法，选用旋覆花、煅代赭降逆平喘；前胡、苏子、杏仁宣降肺气；冬瓜子、炒竹茹清化痰热；沉香温而不燥，行而不泄，有降气之功，无破气之害；南沙参甘润而微寒，补肺阴、清肺热；茯苓健脾渗湿，使湿无所聚，痰无由而生；凤凰衣，即小鸡从蛋中孵出后留下的白膜，具有清肺、止咳之功。综观全方，降逆平喘为主，兼顾清肺养阴。

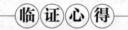

　　肺系病，要注意恢复肺气宣发、肃降功能，调畅肺气升降。同时，也需注意中焦运化功能的固护。脾土生肺金。肺金受损，容易子盗母气，引起脾胃功能失常；同理，若脾土被邪困遏，母病及子，也容易影响肺系病证的发生、发展与转归。

九七、肝脾不和

　　沈左　肿胀颇退，气逆亦平，胃纳渐醒，按脉沉细，肝脾未协，再以疏和。

　　生於术钱半　茯苓皮四钱　新会皮钱半　香橼皮二钱　焦萎皮三钱　扁豆皮三钱　川石斛三钱　炒谷芽四钱　方通草四分

　　加路路通三枚，官桂四分。

点 评

据原文可知，该案亦属复诊病案。患者经过有效治疗，肿胀、气逆咳喘症状得到明显改善，现胃脘受纳功能逐渐得复。脉象沉细，提示肝脾不和，故治以疏肝健脾、调和中焦，用白术益气健脾；陈皮芳香醒脾和胃；炒谷芽健脾开胃和中；茯苓皮、通草、扁豆皮、路路通利水消肿；香橼皮、瓜蒌皮疏肝理气宽中；石斛滋养阴液；肉桂温阳化气，增强膀胱气化行水功能。诸药合用，使肝郁得疏，脾运得复，气机斡旋，湿化肿消。

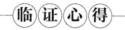

临证治疗水肿病证，不可单纯运用淡渗利湿、利水消肿等攻伐之品，应该择机佐用少许桂枝、肉桂等辛温之品，温阳化气，调动人体自身抗病能力，促进水液代谢、输布恢复正常，不治肿，而肿自消。

九八、月事先期

曹右　月事先期，临行腹胀，腰酸带下，脘胀纳呆，按脉沉弦。此由肝脾失统，冲任不和所致，姑以和营调气为治。

炒丹参三钱　鸡血藤膏六分　制香附四钱，打　炒归身三钱　焦白芍三钱　白川芎钱半　川楝肉三钱　元胡索二钱　广木香四分

加金毛脊四钱，去毛，北艾绒五分，炒。

症情前述，毋庸再赘。

炒白术钱半　云茯苓三钱　炙甘草三分　炒柴头①四分　炒归身三钱　焦白芍三钱　黑山栀钱半　炒丹皮钱半　制香附四钱，打

加鸡血藤膏八分，乌贼骨四钱，炙。

---

① 柴头：柴胡。

点 评

患者月经提前而至，行经期伴随腹胀，腰酸，带下增多，胃脘痞胀，食欲不振等症状。脉象沉弦，沉为里病，弦为肝脉。脉症合参，可知此案实为肝脾不调、冲任失和所致，故要调和肝脾，固涩冲任。首诊选用鸡血藤膏、当归养血和血，配以丹参，增强活血化瘀之效；白芍滋血柔肝；川芎为血中之气药，气行则血行，能恢复血运；金铃子散疏肝理气，加香附增强疏肝行气之力；木香行气和中；金毛狗脊补益肝肾，艾绒温摄冲任、调经止血。药后复诊，患者病情同前，无明显改善。赖氏及时更方，以丹栀逍遥散化裁，原方去薄荷，改用香附，增强疏肝理气之力；加用鸡血藤膏养血活血，海螵蛸补养肝肾。

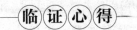

月经先期，是中医妇科临床常见病。临证时，不可一味收涩止血，有时甚至可以择机选用活血化瘀之品，不止血，血自止，达到"止血不留瘀"的目的。同时，要注意气血之间的密切关联性，气为血之帅，血为气之母。在大队养血、活血药味中，佐加适当理气之品，有助于气血调和。

九九、咳 呛

沈左　单疟得止，咳呛亦减，胃纳渐醒，按脉濡数，此由湿郁化热，上烁肺金，肺失清肃所致。再拟和中理肺为法。

北沙参三钱　川石斛三钱　云茯苓四钱　新会皮钱半　叭哒仁三钱　真川贝钱半　海浮石三钱　杜苏子三钱　方通草四分

加枇杷叶三张，去毛，银杏肉三钱。

点 评

患者疟疾初愈，食欲逐渐恢复。现呛咳时作，脉象濡数。赖氏认为是湿邪郁久化热，灼烁肺阴，肺失宣肃所致，故以清化湿热、调理肺气宣降为法，用沙参滋养肺阴；石斛滋胃阴；陈皮理气，茯苓利湿，二者合用，增强健脾之功，脾运得健，湿热自除；叭哒仁具有润肺止咳之功；苏子、杏仁、枇杷叶宣降肺气；海浮石清化痰热；通草宣通三焦，导湿热下行从小便而出。

──── 临 证 心 得 ────

肺为娇脏，用药务必谨慎。过寒过热，均会导致肺金受损。脾为生痰之源，肺为贮痰之器。在肺系病证诊治过程中，要特别注意，脾土、肺金生理上密切相关，病理间相互影响。脾胃为气机升降枢纽，肺气宣发肃降，有赖中焦气机畅达；同时，脾胃运化水谷精微，需要肺吸入清气参与，二者密不可分。

一〇〇、疳 积

祝左幼　腹膨作胀，结痞攻动，肠风便溏，形瘦里热。肝脾不和，运行失司，渐成疳积[①]，姑以疏和。

生於术钱半　茯苓皮三钱　扁豆皮三钱，炒　新会皮一钱　大腹皮三钱　焦蒌皮三钱　炒枳壳钱半　南楂炭三钱　广木香四分

加砂仁壳四分，红枣三枚，炒。

点 评

患儿腹部胀大，痞硬不舒，伴随肠鸣，大便稀溏，形体消瘦，里热明显。赖氏诊为肝脾不和，脾运失常，日久而成疳积，治以疏肝和脾，用茯苓皮、扁豆皮、大腹皮利水消肿；白术益气健脾，陈皮理气醒脾，恢复中焦脾运；瓜蒌皮理气宽中，枳壳破气消积，合木香、砂仁壳，增强行气之功；南楂炭可健脾消食化积；红枣固护中焦脾胃，以防渗湿太过，损伤津液。

---

①　疳积：病证名。疳疾而有积滞的证候。出自《小儿药证直诀》。

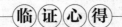

临证心得

　　小儿形体娇弱，脏腑未充，形成了"肝常有余，脾常不足"的生理病理特点。儿科疾患，好发于呼吸道、消化道。由于长期喂养不当，脾胃受损，运化失常，脾土亏虚，肝木过乘，发为疳积。治疗时，既要健脾消积，又要疏肝理气。

一〇一、肝脾不和

　　严右　气郁伤肝，肝脾不和，运行失司，以致脘腹䐜胀，里热纳呆，形瘦肉消，姑以和中抑木为法。

　　生於术钱半　茯苓皮三钱　扁豆皮三钱，炒　新会皮钱半　香橼皮钱半　焦蒌皮三钱　炒枳壳钱半　白杏仁三钱　象贝母二钱

　　加玫瑰花三朵，鲜佛手一钱。

点　评

　　患者长期情志不畅，气机郁滞，肝失疏泄，久而肝木克乘脾土，脾胃运化失司，从而导致脘腹胀闷，食欲不振，肌肉瘦薄。赖氏以抑木扶土、疏泄肝气、辅助脾土为法主治，药用白术、陈皮健脾醒胃；茯苓皮、扁豆皮化湿；香橼皮、瓜蒌皮、枳壳调畅气机，疏肝理气；加玫瑰花、佛手调和肝脾；用杏仁、象贝母宣肺化痰，有助于肺气升降得复。

临证心得

　　肺主一身之气的运行，对全身气机具有调节作用。在治疗气机郁滞病证时，要注意考虑从肺入手，通过调节肺宣降功能，有利于恢复周身气机正常升降出入。

一〇二、血风疮

汪幼　血风疮①，燥裂发痒，按脉沉数，湿热化燥，营虚风动所致，姑以养营息风为法。

炒生地四钱　炒当归三钱　炒丹皮二钱　秦艽肉钱半　虱胡麻三钱　白地菊钱半　炙豨莶四钱　白蒺藜三钱　粉甘草三分

加银花炭二钱，侧柏叶三钱，炒。

回 点　评

患者为幼儿，皮肤干燥皲裂，伴肌肤瘙痒，脉象沉数，沉为里虚，数主热。据原文，推测可知该患儿素体湿热，营血亏虚，日久化燥，导致血虚生风之证。赖氏以养血息风为法，药用生地黄、当归、丹皮清热养血；秦艽祛风清热除湿；虱胡麻养血润燥；刺蒺藜滋养肝阴，润肤止痒；侧柏叶凉血；金银花炒炭与白地菊清热解毒，甘草调和诸药。

临证心得

中医认为瘙痒主要为风邪所致。此风既可为外风，也可为内风。风性善行数变，无所不到。古人有言："治风先治血，血行风自灭。"在养血、调血基础上，稍加息风止痒之品，往往事半功倍。

一〇三、便溏脘痛

张幼　先后两天不足，脾不健运，以致面浮形瘦，便溏脘痛，脉形沉数。暂以和脾理气为法。

---

① 血风疮：病名。指某些瘙痒性皮肤病。出自《疮疡经验全书》卷六。由肝经血热，脾经湿热，肺经风热交感而成。

生於术钱半　淡吴萸四分　煨益智仁钱半　新会皮钱半　茯苓皮三钱　大腹皮三钱　制香附三钱　焦白芍三钱　御米壳三钱，炒

加煨木香四分，范志曲三钱。

🔲 点 评

幼儿先、后天不足，脾胃运化功能差，无法化生水谷精微充养机体，故见面浮，形瘦，大便稀溏，脘腹痛，脉象沉数。赖氏以调和中焦、健脾理气为法，用吴茱萸暖肝胃；白术、茯苓、益智仁健脾补肾；陈皮、大腹皮理气，香附疏肝理气；木香、范志曲健脾消食；白芍滋养肝阴，以防理气药过于辛燥耗伤阴液，炒制，尚有主治便溏之妙用；御米壳有止泻之功。

临证心得

小儿脏腑娇嫩，脾肾常不足，用药务在轻灵，要准确把握脾肾先后天的密切关系。先天决定后天，后天充养先天。在用药上，要脾肾兼顾，先后天同调。

一〇四、顽皮风

沈右　顽皮风，燥烈不堪，近兼寒热，腰酸带下，月事不转，暂以和中调气为法。

沉香片四分　香橼皮二钱　新会皮钱半　大腹皮三钱　焦蒌皮三钱　茯苓皮三钱　焦枳壳钱半　川楝肉三钱　元胡索钱半

加鲜佛手钱半，白杏仁四钱。

🔲 点 评

此案病患气滞为重，气机不畅，血行受阻，故月事未按期而至，气滞，津液运行失常，故见带下异常。赖氏用疏肝理气之法，以沉香纳气，

香橼皮破气，陈皮理气醒脾，大腹皮、瓜蒌皮行气宽中，茯苓皮健脾祛湿；金铃子散加佛手，发挥疏肝理气之效；肺主皮毛，用杏仁宣降肺气以治皮肤疾患。

———— 临证心得 ————

皮肤疾患，虽常见，却不易治愈，易转变为顽疾。肺主皮毛，脾主肌肉。在皮肤病的诊治中，尤其要重视对此二脏寒热、虚实的辨识与平衡。

一〇五、怀孕腹满

吴右　怀妊腹满脘胀，寒热纳呆，按脉浮紧，姑以疏解。

苏梗钱半　广藿钱半　青蒿钱半　兰草钱半　陈皮钱半　枳壳钱半　川石斛三钱　云茯苓三钱　制香附三钱

加砂仁壳四分，鲜佛手钱半。

点　评

患者为孕妇，气血冲任聚以养胎，易致气机不畅，脘腹胀闷；风寒外邪侵袭，表卫不和，故可见恶寒发热；脉象浮紧，为外感表证之征。赖氏以疏通中焦、外解表邪为法，用紫苏梗、陈皮理气，枳壳、香附、砂仁、佛手宽解中焦，恢复气机升降，且砂仁有安胎之功；藿香、青蒿疏透表邪；茯苓益气健脾；兰草化湿健胃；孕妇气血奔涌养胎，胃经多气多血，易致火热内生，故加用石斛滋养胃阴。

———— 临证心得 ————

孕妇就诊，用药务要谨慎。既要攻邪，又要安胎，攻邪不可孟浪，所用药物，药味宜平和轻灵，否则容易影响胎儿。

一〇六、病久下痢

陈左　病久原虚，曾经失血，近兼腹痛，下痢色红，里急后重，形瘦里热，姑以和中分利为法。

生於术钱半　茯苓皮三钱　扁豆皮三钱　新会皮钱半　制香附三钱　香连丸六分　子芩炭钱半　焦白芍三钱　南楂炭三钱

加焙红枣三枚，卷柏炭三钱。

点　评

患者久病，气血亏虚，且有失血病史，体内正气耗损严重。近来又出现腹痛，下利便血，里急后重，形体瘦弱，应是肝脾不和，中焦气虚，气不摄血，以调气行血、疏肝和脾为法对治，药用白术益气健脾，红枣养血扶正，二者合用，从而摄血止利；茯苓皮、扁豆皮淡渗利湿，利小便以实大便；陈皮理气，香附行气；香连丸止利；黄芩清肠热，炒炭增强收敛之性以止血；白芍滋养肝血，山楂健脾开胃消食，卷柏炒炭止血。

临证心得

下利便血，不可一味见利止利，见血止血。要辨清根本病机所在。本案本在脾虚，气血生化无源，且有出血病史，气血亏耗严重。因此，赖氏以扶正为主，稍加祛邪止利、止血之品，处理好气血之间的复杂关系，遵循"行气则后重自除，调血则便脓自愈"的先贤经验。

一〇七、单　疟

伯英　但热不寒，此名单疟。气逆痰喘，吐红甚多，按脉沉数。此由正虚邪实，恐难支持，须直扶之。

香青蒿钱半　广藿香钱半　干兰草钱半　新会皮钱半　白杏仁三钱　真川贝

钱半　川石斛三钱　辰茯神三钱　朱滑石三钱

加参三七六分，藕节炭四钱。

点　评

患者发热，并无恶寒症状，赖氏据此诊断为单疟。同时，患者尚有咳嗽、咳痰、气喘症状。脉象沉数，沉为里虚，数为热象。赖氏辨为正气亏虚，邪气盛实，病势凶险，要急用扶正之品。陈皮理气醒脾开胃，兰草化湿健胃，止呕；青蒿、藿香疏透邪气，杏仁宣降肺气，川贝润肺止咳化痰，滑石清热利湿，辰茯神宁心安神，石斛滋养胃阴，三七、藕节炭止血，对症处理。

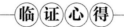

急则治其标，缓则治其本。临证时，要注意准确预判疾病预后、转归的动态变化趋势，指导干预方案的制定。中医除了辨证论治外，还存在辨症、辨病论治等不同的诊疗思维。我们应该灵活、择机选用，方可自如应对繁杂的临床实际情况。

一〇八、滑　精

蒋左　向有滑精[①]，今兼咳呛，痰黏不爽，里热脉数。阴虚火旺，肺金受烁，清肃失司，姑以和阴清火[②]为法。

南沙参三钱　川石斛三钱　辰茯神三钱　粉橘络钱半　白杏仁三钱　真川贝钱半　冬瓜子三钱　海浮石三钱　白石英二钱

加凤凰衣八分，银杏肉三钱。

---

① 滑精：病证名。遗精的一种。《景岳全书·杂证谟》："不因梦而精自出者，谓之滑精。"又称精滑。

② 火：原缺，据文义补。

⊡ 点 评

患者素有滑精一症，现尚有呛咳，痰黏难咳，此处里热应作虚热解，脉数主热。但结合脉症，赖氏认为是阴虚火热，灼伤肺阴，导致肺失清肃，肺气上逆。以滋阴润肺、清退虚热为法，药用沙参养肺阴，石斛滋胃液，茯神健脾，橘络入肺络，调畅肺之宣降功能；杏仁宣肺行气，配伍白果，增强化痰止咳之功；川贝清化痰热，滋阴润肺，冬瓜子、海浮石、白石英清肺热，凤凰衣清肺止咳。

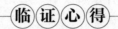

阴液亏虚，导致虚热内生，虚火扰动精关，精关不固，发为滑精。故治疗应以滋养阴津，清退虚热为要。全方并无一味固精收摄之品，仅从滋阴清热、调理气机入手，为诊治滑精提供了新的思路借鉴。

一〇九、偏产恶露

朱右　偏产[①]以来，恶[②]露甚微，按脉沉数，里热脘满，姑以疏中祛邪为法。

炒丹参二钱　炒当归三钱　焦白芍三钱　白川芎一钱　制香附三钱　南楂炭三钱　炒杜仲三钱　炒川断三钱　荆芥炭钱半

加茺蔚子[③]三钱，鲜佛手钱半。

⊡ 点 评

产妇朱氏，分娩不顺。产后恶露排出不畅，脉沉数，自觉里热，胃脘

---

① 偏产：指产妇在分娩中因用力不当或其他原因，使儿头偏左或偏右，以致不能马上产下。见杨子建《十产论》。

② 恶：原作"要"，据文义改。

③ 茺蔚子：又名益母草子。为益母草的果实。

胀满。赖氏诊断为中焦气滞，恶露内阻，当调畅中焦气机，活血促排恶露，用丹参、当归、白芍养血活血，且三药炒用，以防损伤脾胃阳气；川芎理气行血，香附、佛手疏肝理气；南楂炭行气散瘀，收敛固涩，炭用加强止血之功；杜仲、续断补肝肾；荆芥炒炭，功在止血；茺蔚子调养冲任。

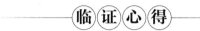

女子以肝为先天。妇科疾患，多与肝藏血、主疏泄等生理机能失常有关。在养血活血之时，不可忽视理气、行气；调畅气机升降时，注意避免过用辛温燥烈之品，造成营血的进一步损伤，应适当配伍滋阴和血之品，气血并调。

一一〇、寒热往来

杨右　寒热往来无序，周身络脉酸痛，脘满气攻作胀，月事两载不转，姑以和卫通络为法。

嫩芪皮三钱　防风根钱半，同炒　炒白术钱半　炙桂枝四分　东白芍三钱　炙甘草三分　制香附三钱　炒枳壳钱半　广木香四分

加白蔻仁四分，鲜佛手钱半。

点　评

患者寒热往来，无固定时间规律，全身酸痛，此为营卫不和所致；因脾胃气机阻滞不畅，故胃脘胀满不舒；气滞则血停，经血不能按期来潮，患者月经已两年未行。营卫不和，气滞络阻，故治疗以调和营卫、畅通络脉为大法，药用玉屏风散合桂枝汤调和营卫，且具有调和气血之功；香附、佛手疏肝理气，枳壳破气，木香调畅中焦气机，白豆蔻芳香醒脾。

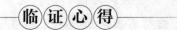

寒热往来，多见于少阳半表半里证，但并非仅限于此。症状与病证之间，不是简单一一对应的关系，务必要四诊合参，脉症详考，全面、客观、准确地诊察病情，不可一叶障目。

一一一、下　痢

许左　腹痛血痢、里急均减，再以和中涩下为法。

炒於术钱半　白茯苓三钱　扁豆皮三钱，炒　制香附三钱　焦白芍三钱　新会皮钱半　御米壳三钱，炒　黑地榆三钱　炒槐米三钱

加煨木香九分，后入，卷柏炭三钱。

点　评

该案患者前诊服药后，腹痛，下利便血、里急后重等症状均得到有效控制，但症状尚未完全消除。赖氏以调和中焦升降，收涩止利为法，推测应是邪未除尽，正气未复。药用炒苍术、茯苓、陈皮燥湿，健脾，理气；扁豆皮化湿；香附疏肝理气，焦白芍养血敛阴；御米壳收涩止利；地榆、槐米、卷柏三者炒炭，增强收涩止血之功；木香恢复中焦气机升降。

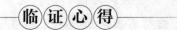

下利病证，要辨明脏腑寒热虚实、邪正盛衰动态变化。若未能准确判断关键病机所在，贸然过早使用收涩止利、止血之品，则有闭门留寇之弊。同理，正气已亏，气血津液损耗，此时若无视这个基本病理变化，一味攻邪，会损伤脏腑气血功能，加重病情的恶化。

一一二、咳呛喘逆

戚左　咳呛喘逆已将数月，今似尤甚，按脉沉细。此由湿痰阻气，肺气上逆所致，姑以疏降。

南沙参三钱　旋覆花钱半，包　煅代赭四钱　杜苏子钱半　新会皮钱半　甜杏仁三钱　真川贝钱半　云茯苓四钱　款冬花钱半

加凤凰衣一钱，银杏肉三钱。

点　评

原文所载症状无多，仅见咳嗽、气喘，但病程较久，近日有加剧之势，脉象沉细，提示痰湿阻滞气道，肺失宣肃，肺气上逆而致咳喘，故治以宣降肺气、止咳平喘为法，药用旋覆花、煅代赭恢复气机升降；陈皮理气醒脾，杜绝痰湿酿生之源；沙参滋阴润肺；苏子、杏仁化痰止咳，加银杏肉即白果，增强化痰、止咳、平喘之功；川贝母、款冬花、凤凰衣清肺，润燥，止咳。

临证心得

治病必求于本。脾为生痰之源，肺为贮痰之器。在治疗痰饮病证时，要注意考察脾胃运化功能正常与否。要促进脾胃运化，才能够恢复水液正常代谢、输布，以杜生痰之源。

一一三、目赤足酸

王左　始而目赤，继以两足酸痛，逢骱尤甚，按脉沉数，湿热下注所致，姑以渗湿通络。

桑寄生三钱　香橼皮钱半　秦艽肉钱半　宣木瓜二钱　五加皮钱半　川牛膝二钱　连翘壳三钱　川石斛三钱　带皮苓四钱

加青木香八分，络石藤三钱。

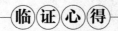

点 评

患者目赤，继而出现双足酸痛，尤其在骨节间更为明显，诊察脉象沉数，沉主里虚，数为热象。肝开窍于目，肝经湿热，可出现目赤；肝主筋，湿热循经下注，则双足酸痛，沉数为湿热在里之征。故赖氏处以清热利湿，通络止痛，药用秦艽、五加皮祛湿通络；木瓜化湿和胃，茯苓健脾除湿；川牛膝通络，引血下行；桑寄生、络石藤通络止痛；连翘壳清肝经火热；石斛滋养胃阴；香橼皮与青木香合用，增强疏肝理气、和脾健胃之功。

临证心得

肝主筋，肾主骨。筋骨类病证，不能忽视对肝、肾二脏的调理。不通则痛，不荣则痛。纯虚纯实、纯寒纯热病证均较少见。因此，临证时，要注意辨识病证寒热、虚实兼杂，从而确定对的治法。